THE STRATEGIES AND TACTICS OF LAPAROSCOPIC
COLORECTAL CARCINOMA SURGERY

腹腔镜下结肠癌手术
策略和实践

校审 〔日〕德村弘实

编著 〔日〕松村直树

主译 韩方海 陈瑞新 杨斌

SPM 南方出版传媒

广东科技出版社 | 全国优秀出版社

· 广 州 ·

图书在版编目（CIP）数据

腹腔镜下结肠癌手术策略和实践 /（日）松村直树编著；韩方海，陈瑞新，杨斌主译. —广州：广东科技出版社，2021.6

ISBN 978-7-5359-7164-7

Ⅰ. ①腹… Ⅱ. ①松…②韩…③陈…④杨… Ⅲ. ①腹腔镜检—应用—结肠癌—外科手术—图谱 Ⅳ. ①R735.356-64

中国版本图书馆CIP数据核字（2020）第271296号

OUKOUKECCHOKANMAKU NO KAIBOU KARA MITA
FUKUKUKYOKAKECCHOGANSHUJUTSU NO STRATEGY & TACTICS
© NAOKI MATSUMURA / HIROMI TOKUMURA 2016
Originally published in Japan in 2016 by MEDICAL VIEW CO., LTD.
Chinese (Simplified Character only)　translation rights arranged with
MEDICAL VIEW CO., LTD. through TOHAN CORPORATION, TOKYO.
广东省版权局著作权合同登记
图字：19-2019-139号

出　版　人：朱文清
责任编辑：黎青青　潘羽生
封面设计：林少娟
责任校对：杨崚松
责任印制：彭海波
出版发行：广东科技出版社
　　　　　（广州市环市东路水荫路 11 号　邮政编码：510075）
销售热线：020-37592148 / 37607413
http://www.gdstp.com.cn
E-mail：gdkjcbszhb@nfcb.com.cn
经　　销：广东新华发行集团股份有限公司
排　　版：创溢文化
印　　刷：佛山市华禹彩印有限公司
　　　　　（佛山市南海区狮山镇罗村联和工业区西二区三路1号之一　邮政编码：528225）
规　　格：889mm×1 194mm　1/16　印张 6.75　字数 170 千
版　　次：2021 年 6 月第 1 版
　　　　　2021 年 6 月第 1 次印刷
定　　价：98.00 元

如发现因印装质量问题影响阅读，请与广东科技出版社印制室联系调换（电话：020-37607272）。

主译： 韩方海　中山大学孙逸仙纪念医院胃肠外科

陈瑞新　顺德大良人民医院

杨　斌　中山大学孙逸仙纪念医院胃肠外科

译者： 周声宁　中山大学孙逸仙纪念医院胃肠外科

刘　琪　中国医科院肿瘤医院深圳医院胃肠外科

高　涵　中山大学孙逸仙纪念医院胃肠外科

陈志涛　中山大学附属第一医院肝脏移植外科

译者名单

人们常说：手术不是单纯的解剖，必须掌握外科解剖学。今天，已经到了腹腔镜手术时代，开始出现并强调一个新的术语——腹腔镜下解剖。众所周知，腹腔镜下手术时容易忽略某些解剖结构或者误判结构的性质，究其内在原因是有些医生在腹腔镜下难以充分理解各组织器官的解剖位置。尤其是与结肠有关的手术，手术面积相对较大，而腹腔镜下行结肠手术，需要对解剖位置格外熟悉。正因如此，学术界常年谈论的话题是具备传统开腹手术经验为掌握腹腔镜手术的前提。腹腔镜下结肠癌手术的术野往往在横结肠系膜上方的网膜囊内，或者在横结肠系膜下方，或者远离脐部的脾曲和盆腔侧。

我的同事，也是本书作者——松村直树博士，很重视这方面的问题，他研究腹腔镜下结肠癌手术，进行横结肠系膜的操作，将手术操作的步骤规范化。另外，人体的解剖不像机械一样简单，既有确定的结构，也有罕见的畸形等变化，加之粘连和炎症，都会导致解剖结构的改变，常常使医生不知所措。对此，本书提出了以容易分辨的确定结构为线索，逐渐解决更加困难或混乱不清等情况的手术策略。因为这才是大型外科手术的王道，与医疗安全息息相关。

本书倾注了作者的全部精力，用色彩丰富的简图使读者易于理解，是一本不可多得的外科医生指导用书，推荐本书作为大肠癌手术学习的案头书。

德村弘实

横结肠癌和降结肠癌发生率低，手术难度大，不同于其他部位的大肠癌。临床上从根治性、安全性或手术操作的熟练程度等方面考虑，选择开腹手术的情况比较多。其根本的理由众所周知——围绕横结肠系膜的解剖结构复杂，不易掌握。

为了提高手术水平，我常致力于寻找有无与手术直接相关的解剖学图谱。但是，结果让我非常失望，有些书甚至还与手术遇到的实际情况相背离，于是"自己描绘手术过程中的解剖位置"的想法油然而生。刚开始是绘制手绘图，费时费力，且修改时不能随意消除某根线条，于是，决定用电脑数字化描绘解剖位置。抱着"只需要呈现某个部位的解剖结构就可以了"的想法，兴奋地绘制出胰腺、十二指肠、横结肠、结肠系膜、大网膜、网膜囊等器官和组织，但是想要进一步把各个器官和组织制作成立体化的断面图，仍然很困难。没有理解好立体结构，就不能进行简单的拼凑组合，更不能制作断面图。如果不能与手术实际联系，也只是普通的解剖图谱，对外科医生来说，帮助其提高实际手术水平的作用微乎其微。于是，转变观念，根据手术实际情况进行绘图，这样就能直接呈现与手术策略有关的解剖学要点。

我是外科医生，不是解剖学家，当然不可能描绘"仅是解剖学所见的结构和仅在显微镜下所见的结构"。对于一些在解剖学上存在争议的膜结构，我的宗旨是"只要是实际临床手术中所见的膜结构，有利于手术入路的安全，就应该展示"，这才是本书最大的意义。

松村直树

目录

第一章

外科手术策略和实践

◇ 策略和实践的含义

我初次遇到这些术语是在大学时代的帆船俱乐部，医学部的帆船俱乐部里有很多没有帆船经验的人。被称为快艇的双人帆船，由高年级学生（艇长）和低年级学生（船员）组成团队，实际上就像外科手术的术者，可通过像培养助手一样的"师带徒"制度，培养出可胜任帆船比赛的队员。虽然从高年级学生那里接受了技术指导，为了赢取帆船比赛，低年级学生除了需要接受高年级学生的技术指导，还需要被告知必须掌握的实战技术，这就是"策略和实践"。

20～50艘帆船同时出发的帆船比赛，从起点到终点，并不是一味快马加鞭就能取胜。为了在比赛中控制大局，最终使自己的帆船获胜的作战方案被称为"战略"。

在某个局面下，数个帆船受到规则和时刻变化的自然现象的制约，尽可能使自己的帆船处于有利位置，而使其他的帆船处在不利的状况。在众多帆船中使自己处于优势为目的的作战称为"实践（战术）"。重复几次这种局面，逐渐控制大局，并使用实践（战术）最终使自己帆船获胜的手段就是策略（战略）。

即使在局部中战胜对手的某一艘帆船，如果不考虑综合排名，有时也会成为输家。即使使用实践（战术）在局部大胜（其中一艘帆船），但作为策略（战略）仍不能赢得综合排名，结果就是"战略上的失败是不能用战术挽回的"。所以我们常说，无论体力、技术有多好，"头脑不好就赢不了"。所谓策略（战略），就是在了解自己技术的基础上，灵活运用规则，考虑"地形和风、波浪、潮汐流等的变化及预测难以预测的局势"来制订的。因此，无视策略（战略），恃才傲物是不行的。

从普鲁士王国的Carl von Clausewitz记述的《战争论》中受到启发，对策略和实践的定义做出总结。

策略（战略）：总体的计划，大局的战略方针。因为是本质性计划，所以不能轻易变更。

实践（战术）：个别作战，局部地区战争的手段，必须以策略（战略）为基础。

也就是说，策略（战略）应该按照预定计划进行，而不是根据当前情况重新制订计划（这样不能称为战略）。对这点必须有清醒的认识。战略是我们常说的大局观，即达到最终胜利的目的，战术是为战略服务的具体方法和手段，所有的战术都必须以达成战略目的来设计、制订。

实践（战术）会受到无数的因素（或是附加条件）限制，所以要事先考察相关因素，才能确立。因素可以列举出如下5个：即精神的（尤其要特别强调这个因素，这是自信的体现）、物理的、数学的、地理的、统计的。这5个因素的关系错综复杂，不可等同处理，必须作为整体现象综合判断，最终构成实践（战术）。

那么，要如何利用这些因素呢？自古以来，战争双方通常是"攻"和"守"两种关系。新手似乎喜欢攻的模式，因为在戏剧中固守城池战一方往往战败……但是，实际情况似乎不是这样。攻的模式称为"战略攻势"，守的模式称为"战略守势"。但这个似乎不被喜欢的"战略守势"并不是一直守而不攻，守的同时等待攻的机会（与等待援军的守城完全不同），做了周全的准备之后，伺机采取进攻。另外，在"战略攻势"的情况下进行攻坚，也不得不随机应变采取防御，否则会因决策的不周全而出现意外情况。

其中，这种"攻"和"守"的关系，在实际手术中经常遇到。

◇ 何谓外科手术策略和实践

常说手术需要标准化。标准化本身意味着什么？是术者"感觉这样进行"是标准化还是"按照固定的步骤进行操作"是标准化？其实，这些都不是绝对的标准化。

标准化本质上是为了合理地、安全地进行手术操作，不可以因为病例情况轻率地改变术式，从这方面来说，标准化等同于策略，是"完整的，不易变更的"。

外科手术的策略是为了进行安全、重复性高、不发生脏器损伤等术中并发症的手术，也可以理解为标准化。为了更好地实施策略，需要各方合作，术者、助手、扶镜手和其他人员的协力配合。

但是，必须事先认识到"不管手术操作如何好，都要严格保证手术过程的安全"。操作任何手术，都必须具备最基本的腹腔镜手术操作技能（如具备内窥镜技术认定的外科医生等），绝不仅仅是技术自信就可以，那些术式往往只是个人经验，没有标准性可言，一旦发生并发症，对整体术式影响甚大。

外科手术策略的制订会受3个因素的影响，即"解剖学因素""手术操作因素""心理因

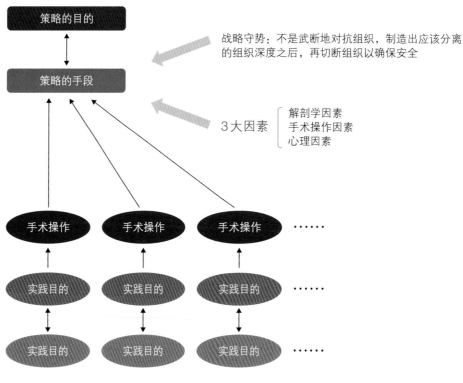

图1-1 外科手术的策略和实践

素"，这3个因素互相影响。比如"这个部位的解剖结构清楚，可以操作""这个部位的解剖尚未清晰明确，贸然进行操作是不安全的""这个部位暂时不要操作，先进行其他步骤，等出现了新的解剖位置，再操作"等。当某个部位因为解剖结构改变等原因，术者把握不大的时候，不要贸然操作（如贸然切断组织等），应该先进行局部组织的操作，等待空间结构发生变化，术者更有把握的时候，再进行操作（图1-1）。

本书在实际操作步骤的3个因素旁，粘贴印章，有风险的用红色印章 暂不操作 解剖结构变异 操作困难 等，比较简单的步骤用绿色印章 解剖可见 解剖标志 操作容易 ，准备用蓝色印章 准备操作 ，操作要点用黄色印章 操作要点 等（图1-2）。

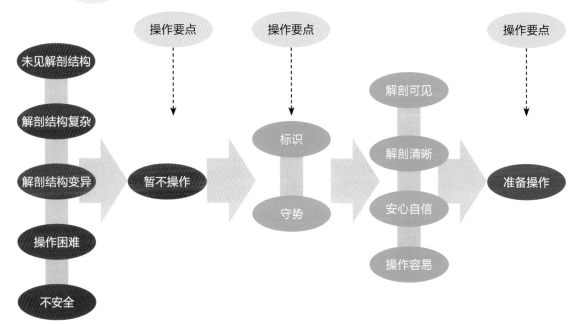

图1-2 印章图示

第二章

横结肠系膜及其周围解剖

◇ 膜和层次

以仰卧位为标准，结肠系膜有完整的腹侧面和背侧面。以乙状结肠系膜为例，乙状结肠系膜的腹侧面叫前叶。乙状结肠系膜前叶由浆膜覆盖，是真正的膜结构。我们把这种具有浆膜的面称为膜。

肠系膜具有包含在内部、应该清扫的淋巴结和血管的系膜内脂肪组织。

乙状结肠系膜的背侧面为后叶。一部分与不具有膜结构的腹下神经前筋膜融合，也就是不具有真正的膜结构。但是，有些包绕系膜内脂肪组织的膜样结构，是游离肠系膜后可以识别的疏松结缔组织，我们把膜样结构的疏松结缔组织总称为层次（图2-1）。

也就是说，肠系膜等露在腹腔内的部分为膜-层次-系膜内脂肪组织，其他脏器和另外的

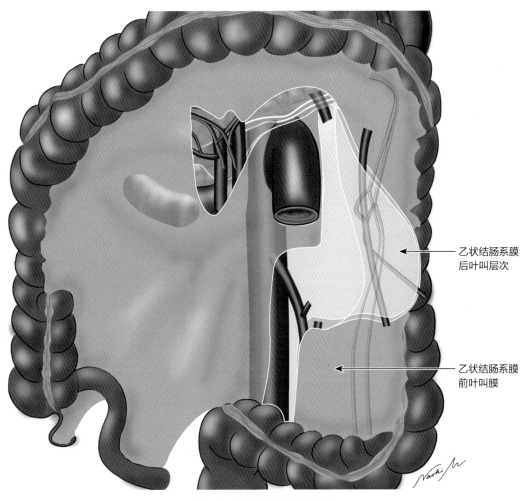

乙状结肠系膜
后叶叫层次

乙状结肠系膜
前叶叫膜

图2-1　膜和层次的示意图

结构邻接（融合）的部位不存在膜，为层次–系膜内脂肪组织（图2-2）。

右侧结肠系膜前叶、左侧结肠系膜前叶、直肠深筋膜的左右叶露出在腹腔内的部分，是膜–层次–系膜内脂肪的结构。临近周围几乎没有重要脏器，结构简单，易于理解。另外，右半结肠系膜的后叶、左半结肠系膜的后叶（分离直肠后腔后显露出来所谓直肠系膜后叶）、直肠深筋膜仅仅以层次–系膜内脂肪组织结构与背侧融合。

单纯前叶、与结肠连接的后叶，以及直肠的肠系膜，由于周围没有临近脏器，故更容易游离。另外，应该清扫的血管分支位于这些肠系膜的根部，分支和走行多半简单。游离和切断系膜本身的结果就是清扫淋巴结和切断血管，手术操作易于理解和标准化（除外Rb区域和肛管周围）。

那么，为什么横结肠系膜比其他部位肠系膜结构更为复杂？因为自然状态下，横结肠系膜位于横结肠自然下垂的尾侧，本书称横结肠系膜的腹侧面为前叶，背侧面为后叶（图2-3，图2-4）。后面将探讨包裹横结肠系膜的解剖。

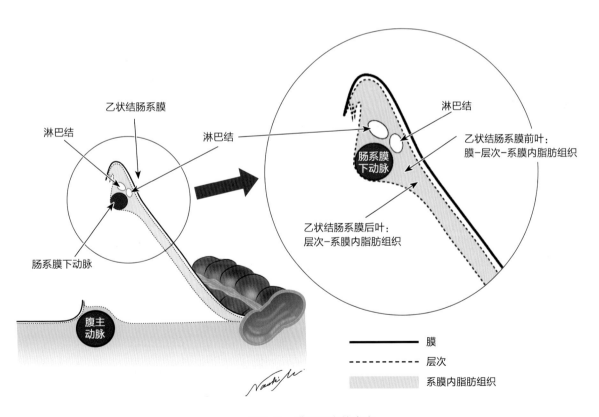

图2-2 膜和层次的定义

以乙状结肠系膜为例，肠系膜浆膜面露出的部分结构，称为膜–层次–系膜内脂肪组织；没有露出浆膜面与多个脏器和其他结构接邻的部分，称为层次–系膜内脂肪组织。

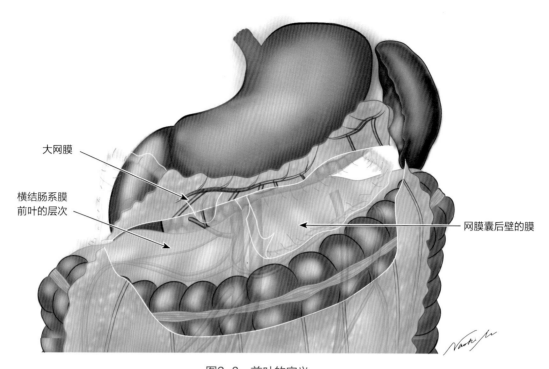

大网膜

横结肠系膜
前叶的层次

网膜囊后壁的膜

图2-3　前叶的定义
横结肠系膜位于横结肠自然下垂的尾侧的位置时，腹侧面为横结肠系膜前叶。

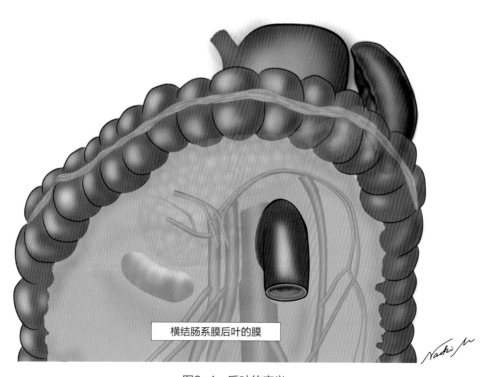

横结肠系膜后叶的膜

图2-4　后叶的定义
横结肠系膜位于横结肠自然下垂的尾侧的位置时，背侧面为横结肠系膜后叶。

◆ 横结肠系膜和系膜内脂肪组织

　　横结肠系膜由前叶的层次和后叶的膜包裹系膜内脂肪组织。系膜内有复杂和特别多分支的脉管。横结肠系膜根部的中心有血管，是最厚的部分，即使是低BMI（身体质量指数）的患者，也有一定的宽度。但是，这个根部凸起的系膜游离度高。横结肠系膜根部的两侧逐渐变薄，即使是高BMI的患者也非常薄。

　　从根部向左侧移行，在Treitz韧带附近横结肠系膜最薄。进而向左侧脾曲方向，横结肠系膜前叶的层次回转向背侧，与腹下神经前筋膜（Gerota筋膜）融合（图2-5箭头➡）。

　　从根部向右侧进行，可以识别从胰头部到十二指肠球部直至十二指肠降部最薄的部分膜。横结肠系膜后叶的层次在胰头前面已经广泛融合。进一步向右侧肝曲方向进行，横结肠系膜前叶的层次转向背侧，其连续面与十二指肠前面的腹下神经前筋膜（Gerota筋膜）融合（图2-5箭头➡）。

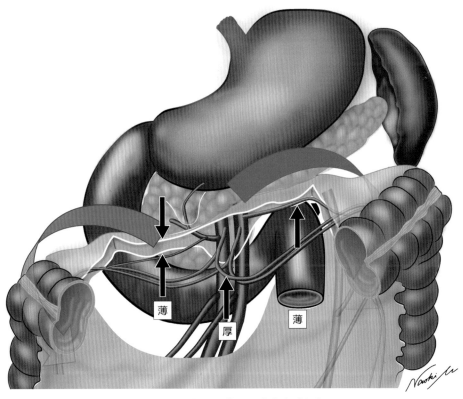

图2-5　横结肠系膜和系膜内脂肪组织
横结肠系膜的宽度 = 系膜内脂肪组织的厚度。

◇ 横结肠系膜内的血管

横结肠系膜内代表的血管是主淋巴结根部的中结肠动脉，并行的是中结肠静脉。但是，这个区域的特征是动脉和静脉都有非常多的分支，比较复杂（图2-6）。

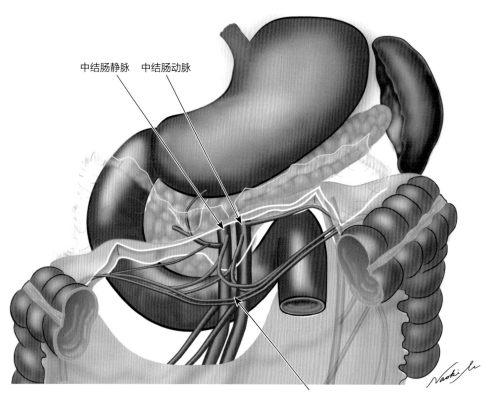

中结肠静脉　中结肠动脉

边缘动脉和横结肠的中央部位并行
（为了容易看懂简图省略其他部分）

图2-6　横结肠系膜内血管（1）

▶ 动脉

切断动脉与清扫淋巴结有直接关系，中结肠动脉在"D3淋巴结清扫"（前提是不降低根治度）情况下，为了保存横结肠肝曲或者脾曲的血供，有"保留共同血管干，切断左支或者右支"这些情况。因此，应该在充分了解"哪条是流入肿瘤的动脉""具有怎么样的分支形态"后，再进行清扫、切断血管周围淋巴结和脂肪组织。

中结肠动脉多从肠系膜上动脉分支出来，分为左支和右支（几乎100%）[1-4]。有时也有沿着胰腺下缘向左侧走向横结肠系膜左侧的副中结肠动脉（4%～49%）[1, 4-5]。也有的病例左支和右支独立分支。这种有中结肠动脉主干和副中结肠动脉的病例严格来说没有什么差异。另外，也有出现中结肠动脉从右结肠动脉分支或右结肠动脉从中结肠动脉分支的情况，严格来说并没有差异。这绝对不是否定解剖和分类的重要性，因为采纳全部的特殊分支形态，进行严格定义分支类型不仅极其复杂，对术式的帮助也不大。详细情况请参考其他书籍和参考文献。

中结肠动脉区域动脉的要点

一般认为有3点：①具有左支、右支的共同干。②左支、右支的独立分支。③有副中结肠动脉的可能性（图2-7）。

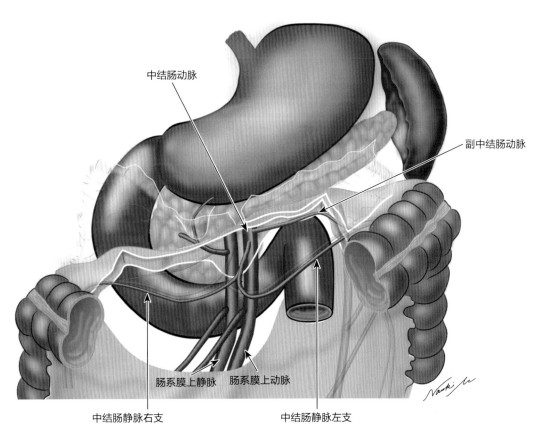

图2-7　横结肠系膜内血管（2）

▶ **静脉**

可以认为广义的中结肠静脉区域与动脉不同。中结肠静脉是横结肠的引流静脉，也许在保存血流上意义不大。相反，如果保留了，从小切口取出标本，进行吻合操作时有损伤静脉的危险。因此，要求切断静脉的手术操作不像中结肠动脉那样复杂，可以在肠系膜上静脉和胃结肠静脉干分叉部位切断（即没有必要仅限于保留左支和右支等）。

所以，了解"肠系膜上静脉和胃结肠静脉干向横结肠发出几条静脉"就足够了，"共同干""独立的分支"也许并不太重要。特征性静脉胃结肠静脉可见多数病例（70%~90%）[6-7]。胃结肠静脉干是分支副右结肠静脉的重要血管，这些在规约上与淋巴结清扫没有关系，副右结肠静脉在分叉附近没有并行的动脉，存在与"静脉损伤"这个术中严重并发症相关联的可能性，需要进行恰当的处理。因此，有条件的话可以通过术前CT血管成像了解"有几条副右结肠静脉的血管"。还可以了解从胃结肠静脉干分支的胃网膜右静脉是胃结肠韧带（大网膜）内的静脉，所以在结肠手术时完全没有必要切断。

中结肠静脉区域静脉的要点

需要认识2点：①肠系膜上静脉分支出几条静脉？②从胃结肠静脉干分支副右结肠静脉有几条静脉？另外有关定义的问题，一般情况下中结肠静脉从肠系膜上静脉分支，副右结肠静脉从胃结肠静脉干分支，有时也可明显见到从胃结肠静脉干分支出中结肠静脉的情况。因此，不必太拘泥于名称（图2-8）。

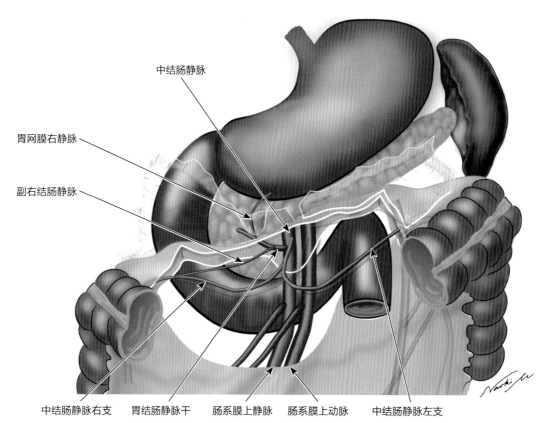

图2-8　横结肠系膜内血管（3）

但是，术前CT血管成像获得的信息就能保障手术安全吗？与动脉相比较，描绘出静脉相在技术上更不容易，往往不够准确。其静脉相的不确定性是大问题。因此CT血管成像不是绝对的万无一失。

以上是需要了解的血管走行变异和分叉特征的知识，重要的是需要补充术前CT血管成像的信息，这是保证术式安全的策略和实践。

参考文献

[1] GARCIA-RUIZ A, MILSOM J W, LUDWIG K A, et al. Right colonic arterial anatomy. Implications for laparoscopic surgery[J]. Dis Colon Rectum, 1996,39:906-911.

[2] SONNELAND J, ANSON B J, BEATON L E. Surgical anatomy of the arterial supply to the colon from the superior mesenteric artery based upon a study of 600 specimens[J]. Surg Gynecol Obstet, 1958, 106:385-398.

[3] STEWARD J A, RANKIN F W. Blood supply of the large intestine: its surgical considerations[J]. Arch Surg, 1933,26:843-891.

[4] VANDAMME J P, BONTE J. Vascular anatomy in abdominal surgery[M]. Stullgart: Thieme Medical Publishers, 1990.

[5] NELSON T M, POLLAK R, JONASSON O, et al. Anatomic variants of the celiac, superior mesenteric, and inferior mesenteric arteries and their clinical relevance[J]. Clin Anat, 1988,1:75-91.

[6] YAMAGUCHI S, KUROYANAGI H, MILSOM J W, et al. Venous anatomy of the right colon: precise structure of the major veins and gastrocolic trunk in 58 cadavers[J]. Dis Colon Rectum, 2002,45:1337-1340.

[7] OGINO T, TAKEMASA I, HORITSUGI G, et al. Preoperative evaluation of venous anatomy in laparoscopic complete mesocolic excision for right colon cancer[J]. Ann Surg Oncol, 2014,21 (3): 429-435.

◇ 横结肠系膜后叶和周围脏器的关系

横结肠系膜后叶，乍一看，几乎所有的部位似乎都是膜–层次–系膜内脂肪。但是，实际上这个典型的结构仅仅是从横结肠系膜根部到左侧的一部分。从右侧的肝曲到胰头前面是层次–系膜内脂肪（后述），而且，左右邻接结构完全不对称（图2-9）。

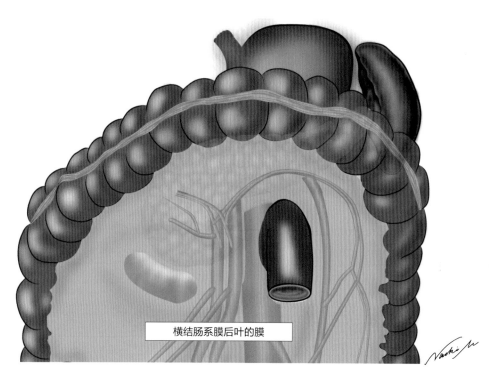

横结肠系膜后叶的膜

图2-9　后叶的定义

◇ 横结肠系膜后叶

▶ 右侧

容易理解从横结肠系膜根部开始，右侧横结肠系膜后叶与十二指肠降部，水平部和胰头部位融合。根据回盲部切除术和右半结肠切除术的内侧手术入路的经验可以了解到，从十二指肠水平部前面向胰头侧进行分离时，向腹侧展开，露出的是右侧横结肠系膜后叶的层次，这个层次的头侧缘是胃结肠静脉干（广义上也可以认为是从胃结肠静脉干分支的副右结肠静脉或是横结肠系膜内静脉）。位于胰头前面的横结肠系膜内脂肪组织很薄，从这个层次容易透见胃结肠静脉干和副右结肠静脉（因此，可以切身感受到最薄的层次，实现内侧手术入路）。

右侧横结肠系膜后叶的层次和胰头前面单纯而且缓慢的融合，没有不规则粘连。

策略和实践要点

即使是高BMI的病例，也一定可以分离。也就是说可以寻找到和通常相同的解剖结构。可以认为在这点上从尾侧开始的剥离向副右结肠静脉的手术入路可重复性变高，是安全的操作（图2-10）。

肠管附近的右侧横结肠系膜后叶是膜结构，这个膜与右侧结肠系膜前叶的膜相连续，这个容易理解（图2-11箭头➡）。另外，胰腺附近右侧横结肠系膜后叶的层次（从胰腺前面开始剥离的层次）与右侧结肠系膜前叶的层次不相连续，如图2-11箭头➡所示，反倒感觉到与后叶的层次相连续（相反方向观察）。用右半结肠内侧的手术入路，向头侧剥离右半结肠系膜后叶的层次，到达横结肠系膜后叶的层次（图2-11箭头➡）。

这是因为十二指肠前面结肠系膜很薄，互相的层次容易交通。看似不连续却连续的结果，可以认为是因为这种不协调感导致其解剖的复杂性。

▶ 左侧

横结肠系膜根部和靠近肠管的横结肠系膜左侧的后叶是膜（膜-层次-系膜内脂肪）的结构，同时，从横结肠系膜后叶向左侧结肠系膜前叶移行（图2-11箭头➡），通过图片易于理解。但是，头侧有胰腺，难以将其识别为立体结构，需要注意（后面在"横结肠系膜前叶左侧"一文中介绍）。

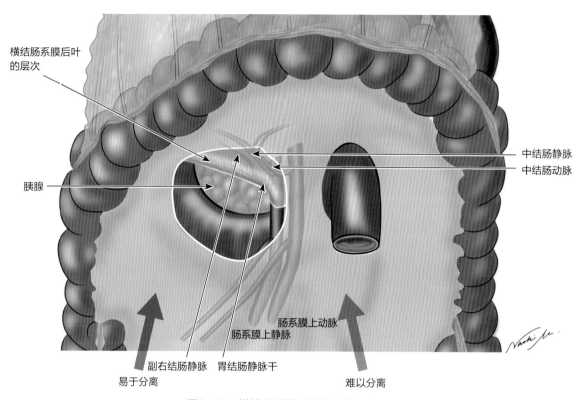

横结肠系膜后叶的层次

胰腺

中结肠静脉

中结肠动脉

肠系膜上动脉

肠系膜上静脉

副右结肠静脉　胃结肠静脉干

易于分离

难以分离

图2-10　横结肠系膜后叶右侧的层次

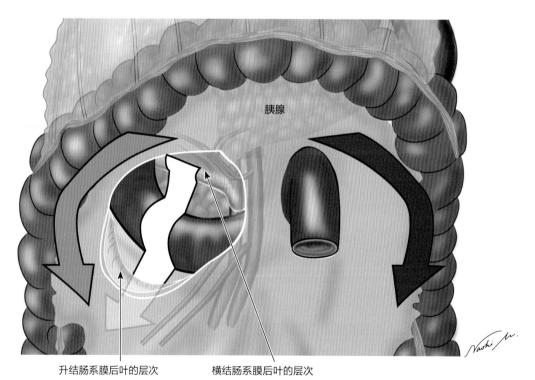

胰腺

升结肠系膜后叶的层次

横结肠系膜后叶的层次

图2-11　横结肠系膜后叶的连续性

◇ 横结肠系膜前叶和周围脏器关系

　　横结肠系膜前叶几乎全部是层次，基本没有膜结构。由于病例情况不同，即使有膜结构，也只是在没有大网膜覆盖的肝曲部的一部分。这导致横结肠系膜前叶的腹侧面几乎是层次–系膜内脂肪的结构。因此，不分离某种结构就不能显露出横结肠系膜前叶的层次。

　　横结肠系膜前叶的腹侧，以网膜囊的右侧为界，左侧是网膜囊后壁，右侧是胃结肠韧带（大网膜）融合（图2-12箭头↔），所以，左右邻接的结构完全不对称。系膜根部游离度大，肝曲、脾曲向背侧融合，游离度极低（图2-12）。

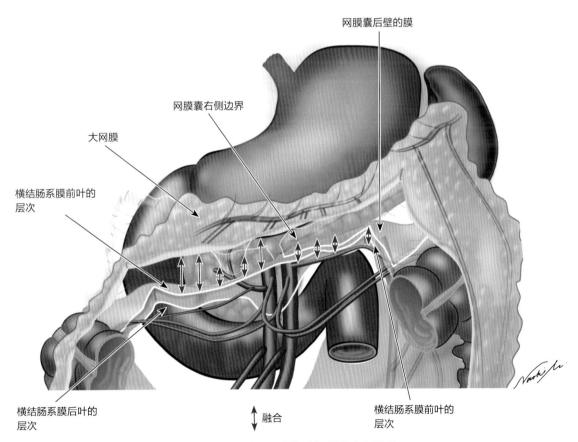

图2-12　横结肠系膜前叶与周围脏器关系

▶右侧

从胃结肠静脉干分支出的副右结肠静脉被认为是横结肠系膜内的血管，从胃结肠静脉干分支出的胃网膜右静脉是胃结肠韧带内的血管，走向胰腺的胰十二指肠上前静脉是胰腺前筋膜内的血管。也就是说，胃结肠静脉干是横结肠系膜前叶的层次和胃结肠韧带的层次及胰腺前筋膜的层次的分界。要在根部切断从横结肠系膜前叶走出的副右结肠静脉，需要从胃结肠韧带的层次到胰腺前筋膜的层次完全游离（图2-13）。

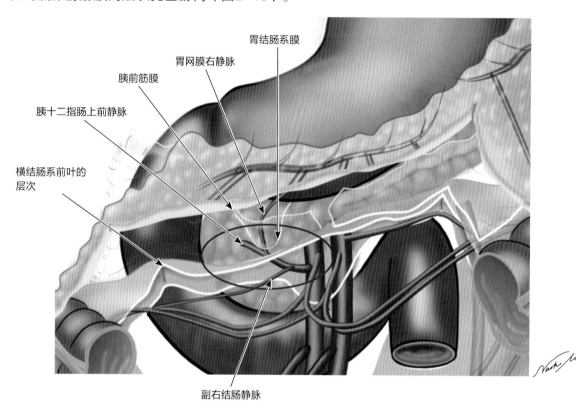

图2-13　横结肠系膜前叶的右侧

那么，对胃结肠静脉干可以进行简单的手术入路吗？从外侧（头侧）手术入路的方向观察，横结肠系膜前叶的层次与胃结肠韧带（大网膜）融合，有时在胃网膜右静脉附近常常见到不规则的粘连（图2-14标记×），这和没有粘连的（仅仅是融合状态）后叶有很大差异。

策略和实践的要点

在高BMI的病例中，处理副右结肠静脉时要切断非常肥厚的脂肪组织（大网膜）往往非常困难。也就是说，不要期望能看到标准的正常解剖结构。在副右结肠静脉根部没有支撑的动脉并行，因此需要充分注意，不要损伤静脉。

　　另外，如前所述，横结肠系膜前叶的层次向肝曲方向的右侧分布，折返向背侧，与十二指肠前面的腹下神经前筋膜（Gerota筋膜）融合，并且在十二指肠前面变得非常薄（图2-15）。

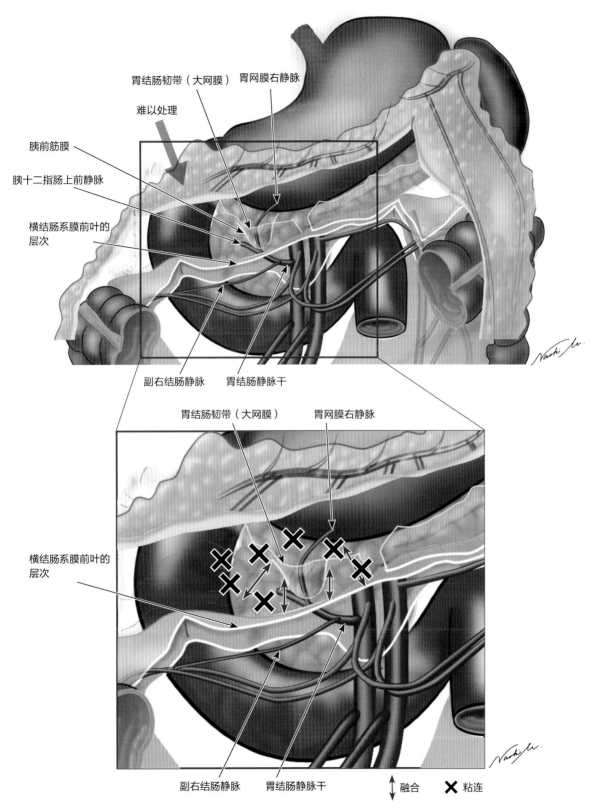

图2-14　横结肠系膜前叶的右侧

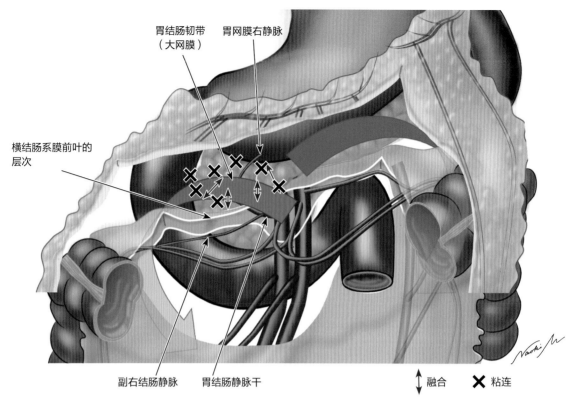

胃结肠韧带
（大网膜）　　胃网膜右静脉

横结肠系膜前叶的
层次

副右结肠静脉　　胃结肠静脉干　　　　　$\updownarrow$ 融合　　✖ 粘连

图2-15　横结肠系膜前叶的右侧

▶ 左侧和脾曲

横结肠系膜左侧如图所示（图2-16）。也就是说，横结肠系膜左侧的层次是从网膜囊右侧界附近向左侧，从胰腺下缘突出。在Treitz韧带附近的系膜最薄，游离度大。而且前面有网膜囊后壁的膜融合，大网膜进一步覆盖，形成网膜囊腔，并延伸向脾曲（顺便指出网膜囊是胃的系膜，和横结肠系膜不同）。

但仅仅通过图2-16不足以展示与安全手术有直接关系的解剖，还需要了解横结肠系膜左侧的层次、网膜囊后壁的膜、大网膜、胰腺、脾脏等知识。按照以下的4个阶段进行解释，可以做出与策略有关、有助于实践的相关图形。

策略和实践的要点

①横结肠系膜前叶的层次是从网膜囊的右侧至左侧，从胰腺下缘凸起，从体部附近开始离开胰腺，即从突出横结肠系膜前叶的层次向背侧融合，移行至左侧结肠系膜后叶的层次。也就是说，实际手术中从脾曲游离横结肠系膜前叶的层次，按照图2-17箭头➡所示操作，可以从胰腺下缘切断，向背侧分离。

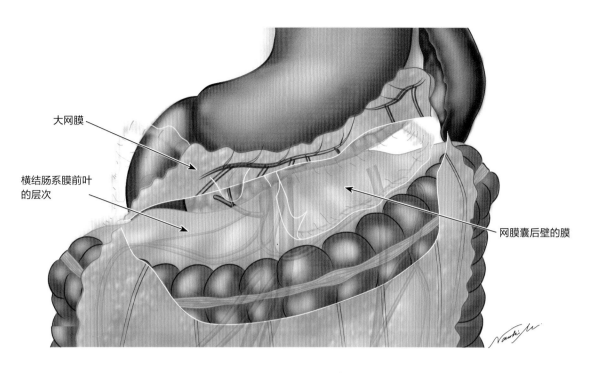

大网膜

横结肠系膜前叶
的层次

网膜囊后壁的膜

图2-16　横结肠系膜前叶的左侧和脾曲

横结肠系膜位于自然下垂到尾侧的位置时，腹侧面是横结肠系膜前叶。

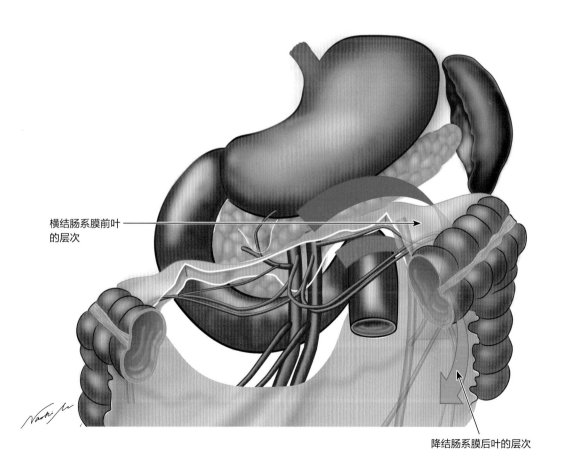

横结肠系膜前叶
的层次

降结肠系膜后叶的层次

图2-17　横结肠系膜前叶与后叶的层次

②在横结肠系膜前叶的层次的腹侧面有网膜囊后壁融合。要切断网膜囊后壁和横结肠系膜前叶的层次不同，如图2-18箭头 ➡️ 所示，从胰腺体尾部不离开胰腺下缘向脾曲方向切断。即实际手术在胰腺下缘切断网膜囊后壁，不能向背侧进行切离。其结果是，向脾曲方向切断胰腺下缘是由向脾曲方向切断网膜囊后壁的膜和横结肠系膜前叶的层次构成的游离横结肠左侧部分。

③在此基础上，大网膜覆盖的网膜囊后壁，即横结肠系膜前叶。实际手术中，如图2-19箭头所示，需要从脾曲向腹侧、外侧进行进一步切断。

④有些解剖结构并不规则，如解剖书上记载的"脾结肠韧带""膈结肠韧带"。虽然有时也可以明确识别这些结构，但是由于在网膜囊内大网膜和脾脏、膈肌周围发生不规则粘连，多半难以识别（图2-20）。因此不要通过难以识别的结构去确立手术的策略。

由此看来，每层的解剖容易理解，一旦重叠则很难分离。

必须具备立体感及其他与手术操作相关的能力。尤其注意脾曲附近的不规则粘连，以及高BMI病例中肥厚的脂肪组织，这些都是需要谨慎的手术操作。

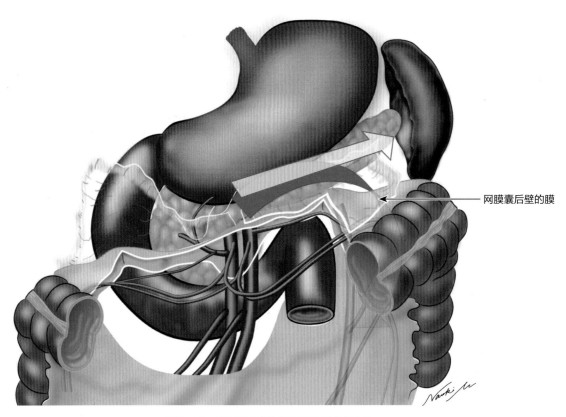

网膜囊后壁的膜

图2-18　横结肠系膜前叶层次的腹侧面

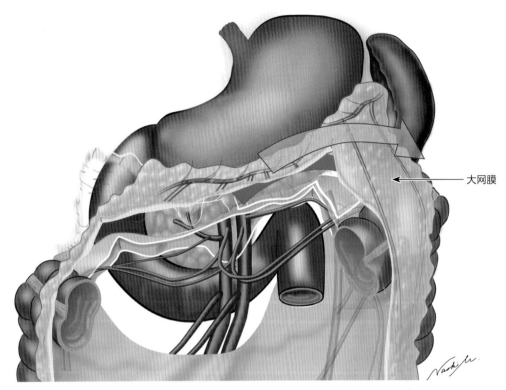

图2-19　大网膜

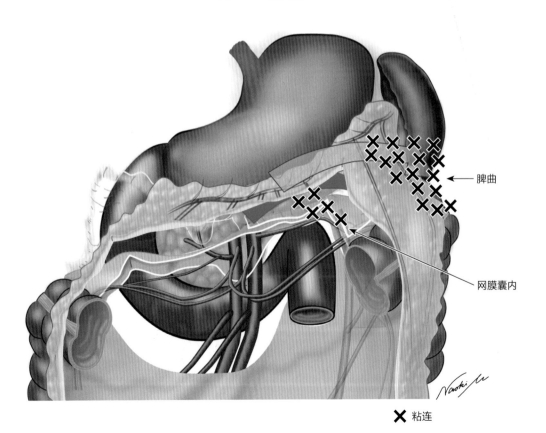

✖ 粘连

图2-20　脾曲附近的粘连

第三章

横结肠部分切除术

■ 中结肠动脉周围的解剖（图3-1）

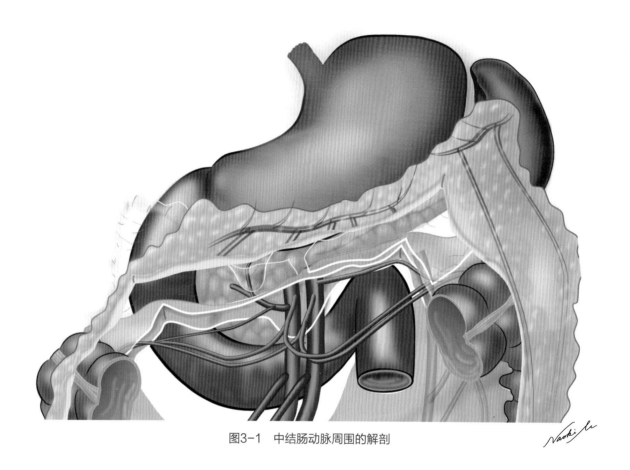

图3-1　中结肠动脉周围的解剖

■ 体位

开脚位，右上肢外展，左上肢内收。

■ 穿刺器的位置（图3-2）

Ⓐ脐上：12mm。

Ⓑ下腹正中：12mm。

Ⓒ左下腹部：12mm。

Ⓓ左上腹部：5mm。

Ⓔ右下腹部：5mm。

Ⓕ右上腹部：5mm。

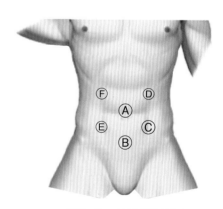

图3-2　穿刺器的位置

◇ 横结肠部分切除术的策略和实践

横结肠部分切除术的原则和目的是如何进行"安全，重复性高，不发生脏器损伤等术中并发症"的外科手术。

反过来考虑，则是"进行有风险的手术操作，因为术野不清，反复变换术野仍然困惑，结果引起多脏器损伤和出血"。决不允许进行这样的手术，尽管不是初衷，但最终还是陷入这种局面，这与那些有风险的手术是相同的结局。

在实际的情况中，当遭遇困难的局面时，术者需要熟练运用技术稳妥地处理血管和切断组织，设法使手术进行下去。但是这样的话，即使手术结束了，手术的术式也难以成立，也就是说策略不对。按照策略的定义标准，这不能成为符合要求的良好的术式。

那么，为了达成横结肠部分切除术的策略，可以采取哪些手段？

以进行"安全，重复性高，避免损伤脏器等术中并发症"的手术为目标，结肠癌手术常用"内侧手术入路先行"和"外侧（横结肠的头侧）手术入路先行"但这并不能确保可重复性（因为这个区域不能标准化）。

解决这个问题的要点是先明确前述的横结肠系膜和其周围的解剖。"横结肠系膜周围的解剖以中结肠动脉为中心，头尾侧，左右侧的解剖完全不同。另外，系膜内多含有分支复杂的血管"。这个解剖学因素的复杂增加了手术的难度（手术操作因素），以及不安的心理（心理因素）。因此，要善于发现可以安全手术操作的解剖，避免在心理上被逼得无所适从。

因此，从解剖学特性来观察（详细的解剖学因素），横结肠手术不应以头尾侧划分，应以左右侧划分为好，分为内侧手术入路和外侧手术入路。

手术的策略如下。

> ①左侧：通过先行外侧手术入路，可以直视胰腺，安全地切断横结肠系膜左侧。
>
> ②右侧：通过先行内侧手术入路，采用通常方式，分离胰腺前面横结肠系膜后叶层次。

也就是说，横结肠切除术的实践（战术）可以分为"左侧先行外侧手术入路"和"右侧先行内侧手术入路"。这个术式注重解剖学因素，加上手术操作因素和心理因素作用，可以确保手术操作的安全性。

▶ 横结肠部分切除术的策略和实践（图3-3）

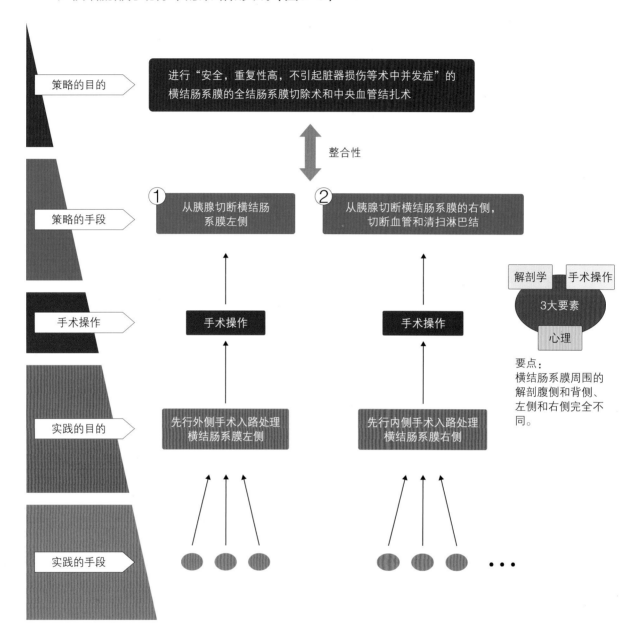

基本策略：
遵守战略，不是武断地对抗组织，制造出应该分开的组织的深度之后，再切断组织，以确保安全性。

图3-3 横结肠部分切除术的策略和实践

策略的最终目标 进行"安全，重复性高，不引起脏器损伤等术中并发症"横结肠系膜的全结肠系膜切除术和中央血管结扎术。

策略的手段 从胰腺切断横结肠系膜，切断血管和清扫淋巴结。
分别处理横结肠系膜左侧的前叶、后叶，横结肠系膜右侧的前叶、后叶。

实践的目的和手段 左侧先行外侧手术入路，右侧先行内侧手术入路。

解剖学因素

● **重点注意：以中结肠动脉为中心的横结肠系膜周围的解剖，腹侧和背侧、左侧、右侧完全不同！**

● 网膜囊内经常粘连。

● 横结肠系膜根部系膜内脂肪组织厚。高BMI患者尤其厚。

● 从横结肠系膜后叶看不见胰腺（体部）（图3-4A）。

● 胃结肠韧带右侧（大网膜）与横结肠系膜的前叶层次融合，有不规则粘连（图3-4B）。尤其高BMI患者难以分辨，脂肪组织本身使术野展开困难。

● 副右结肠静脉的根部没有伴行的动脉（容易牵拉损伤）。

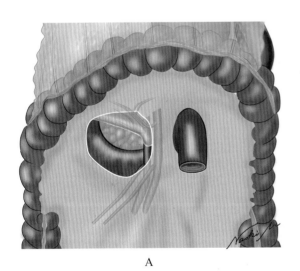

A

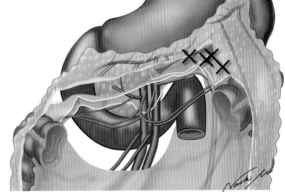

B

图3-4 以中结肠动脉为中心的横结肠系膜周围的解剖

手术步骤

① 开放网膜囊到脾曲附近

助手ⓒ、助手ⓓ左右展开大网膜，向头侧牵拉，切断大网膜，开放网膜囊（图3-5）。

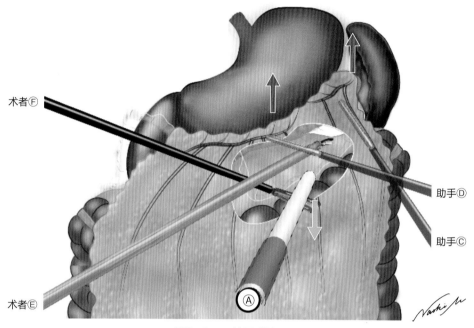

图3-5　开放网膜囊

到脾曲附近，助手ⓓ向腹侧展开大网膜头侧，助手ⓒ向背侧展开大网膜尾侧。但不要过度牵拉（图3-6）。

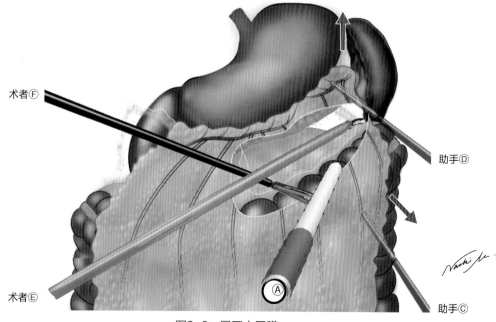

图3-6　展开大网膜

策略的最终目标 进行"安全，重复性高，不引起脏器损伤等术中并发症"横结肠系膜的全结肠系膜切除术和中央血管结扎术。

策略的手段 从胰腺上切断横结肠系膜的左侧。

实践的目的和手段 目的：横结肠系膜的左侧先行外侧手术入路。手段：外侧手术入路。

开放网膜囊

解剖学因素

● 网膜囊内可见粘连（网膜囊后壁，胰腺被膜与胃等）。 `解剖清晰`

● 脾曲部位网膜囊内，脾脏、膈肌等与大网膜发生不规则的粘连，尤其肥胖的病例更 `解剖结构变异`
  为复杂。

手术操作因素

● 最初助手把大网膜向腹侧斗篷样展开，随着不断向左侧分离，向头侧腹侧和尾侧背 `解剖清晰`
  侧展开可以获得良好的术野。 `操作容易`

心理因素

● 必须看见作为目标的胰腺。 `安心自信` `准备操作`

手术操作 向左侧切断大网膜（图3-7）。

分离线可以不勉强游离至脾曲（这里仅仅要求"从胰腺上切断横结肠系膜左侧"），不要做徒劳无功的操作。游离脾曲时参考第四章：左半结肠切除术。

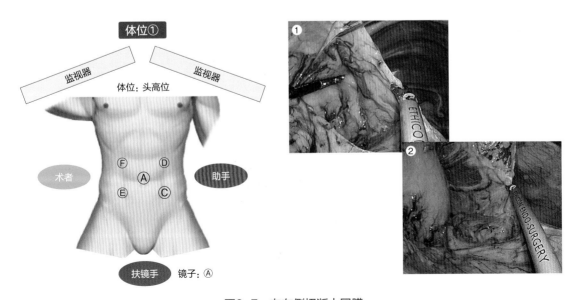

图3-7 向左侧切断大网膜

② 开放网膜囊至右侧边界

　　助手Ⓔ和助手Ⓕ左右展开大网膜，向头侧牵拉，从大网膜中央开始切断，直到网膜囊右侧边界（图3-8）。

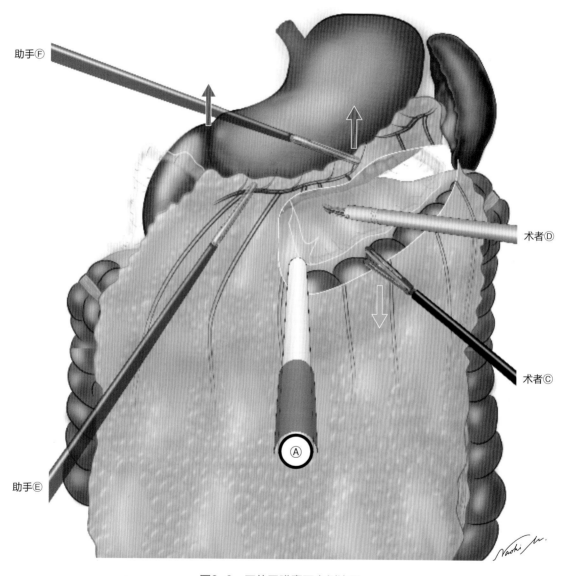

图3-8　开放网膜囊至右侧边界

策略的最终目标	进行"安全，重复性高，不引起脏器损伤等术中并发症"横结肠系膜的全结肠系膜切除术和中央血管结扎术。
策略的手段	从胰腺上切断横结肠系膜的左侧。
实践的目的和手段	目的：横结肠系膜的左侧先行外侧手术入路。手段：外侧手术入路。

开放网膜囊

解剖学因素

● 网膜囊内的粘连（网膜囊后壁、胰腺被膜与胃等）、胃结肠韧带的右侧（大网膜）、
横结肠系膜前叶的层次融合、粘连不规则等，导致手术操作存在不确定性。

● 从胃结肠静脉干分支的副右结肠静脉在根部没有动脉伴行，容易牵拉损伤，尤其高
BMI的病例更难以了解清楚，脂肪组织本身使术野展开困难，不采用外侧手术入路。

● 大网膜和横结肠系膜前叶的层次是副右结肠静脉的支持组织。

手术操作因素

● 助手把大网膜向腹侧斗篷样展开。

● 残留大网膜的右侧和横结肠系膜前叶的层次，保留作为副右结肠静脉的支持组织。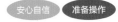

心理因素

● 没有特别危险的结构。

手术操作　切断大网膜到网膜囊的右侧边界（分离网膜囊内的粘连）（图3-9）。
不要从网膜囊右侧边界向右切断大网膜（胃结肠韧带）。不要做徒劳的操作。

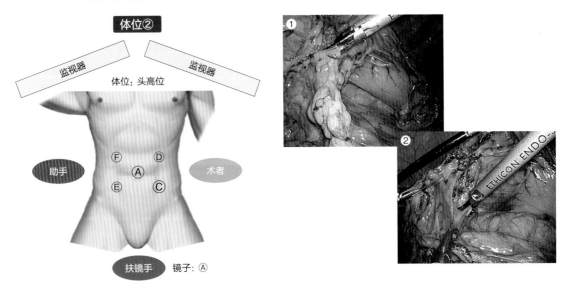

图3-9　切断大网膜到网膜囊的右侧边界

③ 切断胰腺下缘，使横结肠系膜变薄

　　助手Ⓓ把胃向头侧展开，助手Ⓒ把横结肠向尾侧展开，扶镜手Ⓑ向尾侧展开横结肠系膜。从横结肠中央部位开始向脾曲方向切开胰腺下缘（图3-10）。

　　中央部位脂肪组织厚，不要贪多，一点一点切断。轻柔地、缓慢地变薄，不要勉强去做。从中央部位稍向左侧脂肪变少处移行，但需注意副中结肠动脉。

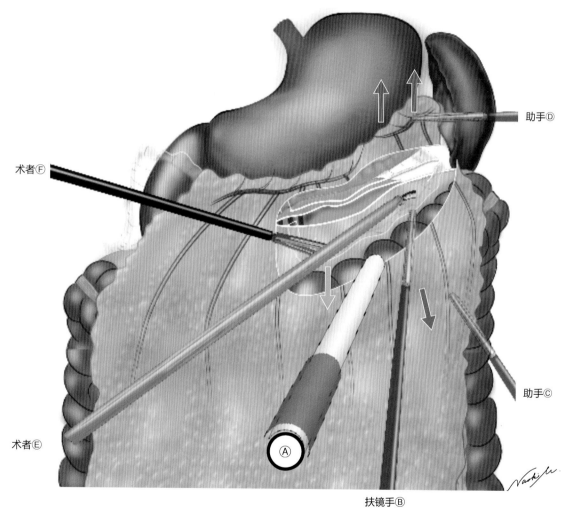

助手Ⓓ

术者Ⓕ

助手Ⓒ

术者Ⓔ

Ⓐ

扶镜手Ⓑ

图3-10　切断胰腺下缘，使横结肠系膜变薄

策略的最终目标	进行"安全，重复性高，不引起脏器损伤等术中并发症"横结肠系膜的全结肠系膜切除术和中央血管结扎术。
策略的手段	从胰腺上切断横结肠系膜的左侧。
实践的目的和手段	目的：横结肠系膜的左侧先行外侧手术入路。手段：外侧手术入路。

切断胰腺下缘，使横结肠系膜变薄

解剖学因素
- 横结肠系膜的根部即中央部位的系膜最厚，富含脂肪组织。
- 向左侧进行操作，从胰腺下缘分离横结肠系膜前叶的层次，移行到左结肠系膜后叶的层次。有时可见副中结肠动脉。

手术操作因素
- 助手Ⓓ向头腹侧展开胃。　　　　　　　　　　　　　　　　　　　　　　　`操作容易`
- 助手Ⓒ和扶镜手Ⓑ向尾背侧斗篷状展开横结肠系膜，拉紧整个胰腺下缘的横结肠系膜。在良好的术野下，不要破坏术野场景，可以切断胰腺下缘的系膜。　`操作要点`
- 中央部位分2层切开，切断网膜囊后壁的膜和横结肠系膜前叶的层次。使系膜内脂肪式变薄。　　　　　`操作要点` `准备操作` `操作容易`
- 向左侧进行分离，手术操作从中央部位的"切断胰腺下缘"转变为"左结肠系膜后叶层次的分离"。　　　　`操作要点` `操作容易`
- 用切割模式进行操作可以发现有没有损伤副中结肠动脉。　`操作要点`

心理因素
- 没有特别危险的结构。　　　　　　　　　　　　　　　　　　`操作容易`

手术操作

切断网膜囊后壁的膜和横结肠系膜前叶的层次，将2层膜切开（图3-11）。

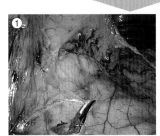
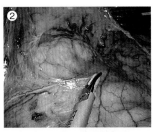
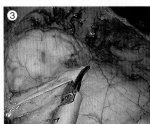
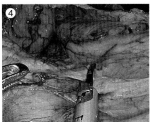
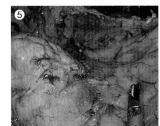

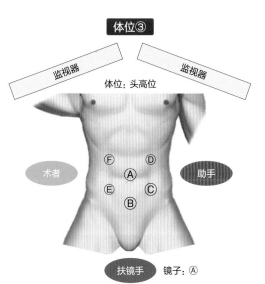

体位③
监视器　　监视器
体位：头高位
术者　　Ⓕ Ⓓ　　助手
　　　　Ⓐ
　　　Ⓔ Ⓒ
　　　　Ⓑ
扶镜手　镜子：Ⓐ

图3-11　切断网膜囊后壁的膜和横结肠系膜前叶的层次

④ 制作内侧手术入路的标志

术者Ⓔ、术者Ⓕ在切断系膜的部位留置一块腔镜纱布（图3-12）。

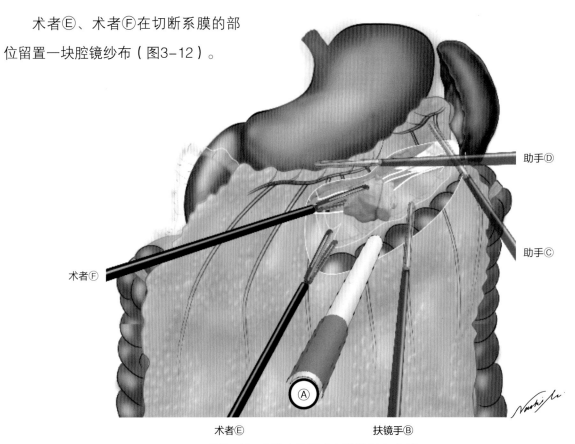

术者Ⓕ

助手Ⓓ

助手Ⓒ

术者Ⓔ　　　　扶镜手Ⓑ

图3-12　制作内侧手术入路的标志（1）

为了保持术野，助手Ⓓ把纱布向背侧、尾侧方向压（如果纱布移到头侧，后续的操作越过系膜不能透见到纱布，图3-13）。

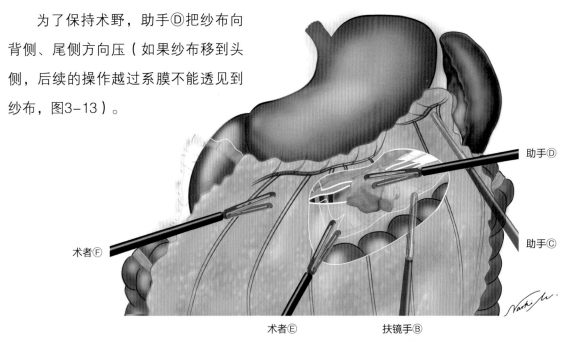

术者Ⓕ

助手Ⓓ

助手Ⓒ

术者Ⓔ　　　　扶镜手Ⓑ

图3-13　制作内侧手术入路的标志（2）

策略的最终目标 进行"安全，重复性高，不引起脏器损伤等术中并发症"横结肠系膜的全结肠系膜切除术和中央血管结扎术。

策略的手段 从胰腺上切断横结肠系膜的左侧。

实践的目的和手段 目的：横结肠系膜的左侧先行外侧手术入路。手段：外侧手术入路。

内侧手术入路的标志

用如下手术操作向头侧展开横结肠系膜，制作内侧手术入路的标志以便安全切断横结肠系膜后叶的膜。

解剖学因素
● Treitz韧带附近最薄。 解剖清晰

手术操作因素
● 腹腔镜用的纱布小，所以将5～7块纱布放置在一起，当成1块纱布。 守势
● 助手Ⓓ压纱布，把横结肠系膜向头侧展开后，纱布容易向头侧、外侧滑动。所以纱布压向尾侧、内侧。 操作要点

心理因素
● 没有特别危险的结构。 安心自信

手术操作 在横结肠系膜前叶的切断部位放置纱布（图3-14）。

体位④

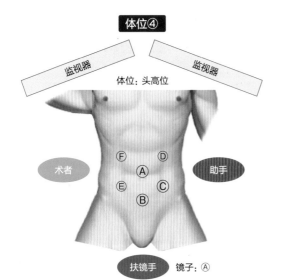

监视器　监视器
体位：头高位
术者　Ⓕ Ⓓ　助手
Ⓔ Ⓐ Ⓒ
Ⓑ
扶镜手　镜子：Ⓐ

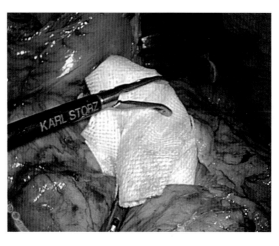

图3-14　在横结肠系膜前叶的切断部位放置纱布

5 从横结肠系膜后叶的膜透见纱布

术者Ⓔ、术者Ⓕ把大网膜、横结肠系膜向头侧展开。因为压纱布的助手Ⓓ妨碍术野，所以移开，但是注意纱布不要移到头侧（图3-15、图3-16）。

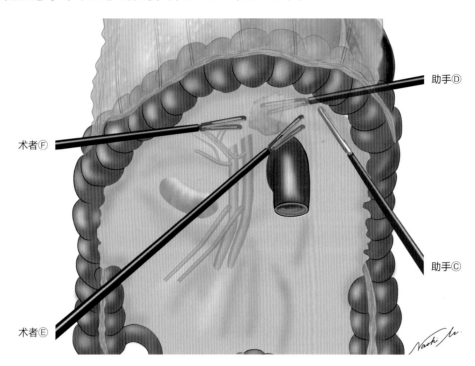

图3-15　从横结肠系膜后叶的膜透见纱布（1）

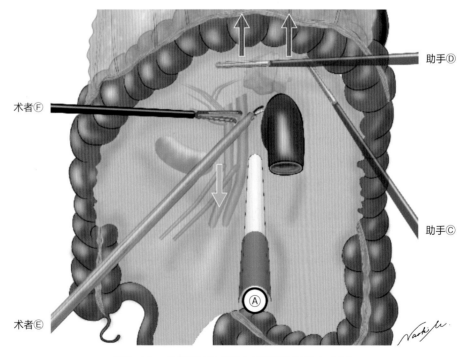

图3-16　从横结肠系膜后叶的膜透见纱布（2）

策略的最终目标 进行"安全，重复性高，不引起脏器损伤等术中并发症"横结肠系膜的全结肠系膜切除术和中央血管结扎术。

策略的手段 从胰腺上切断横结肠系膜的左侧。

实践的目的和手段 目的：横结肠系膜的左侧先行外侧手术入路。手段：内侧手术入路。

从横结肠系膜后叶的膜透见纱布

如下的手术操作准备从胰腺切断横结肠系膜。

解剖学因素
● 展开Treitz韧带附近的最薄的横结肠系膜。 （解剖清晰）

手术操作因素
● 助手Ⓓ向尾侧，内侧压纱布的同时，术者Ⓔ、术者Ⓕ展开Treitz韧带附近的横结肠系膜。 （操作要点）

● 由于压纱布的助手Ⓓ不能展开横结肠系膜，为了防止纱布移动，轻轻地退回助手Ⓓ的钳子。 （操作要点）

● 术者Ⓕ与助手Ⓓ、术者Ⓕ与助手Ⓒ交替把持钳子，夹持横结肠系膜。 （操作要点）

心理因素
● 没有特别危险的结构。 （安心自信）

手术操作 展开横结肠系膜后叶（图3-17）。

横结肠系膜已经变薄，以透见的纱布作为标志切断横结肠后叶的浆膜。

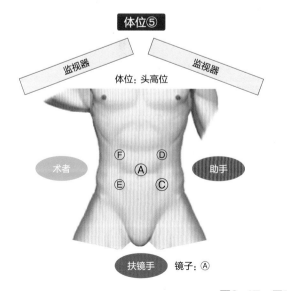
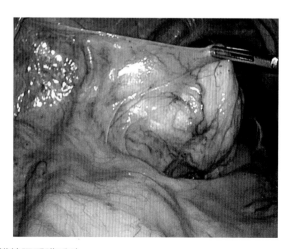

图3-17 展开横结肠系膜后叶

6 完成从胰腺上切断横结肠系膜

　　仅仅以看到胰腺下缘为目的，可以在纱布的部位突破横结肠系膜。手术操作的要点是使横结肠系膜变薄，在纱布位置展开横结肠系膜（图3-18）。

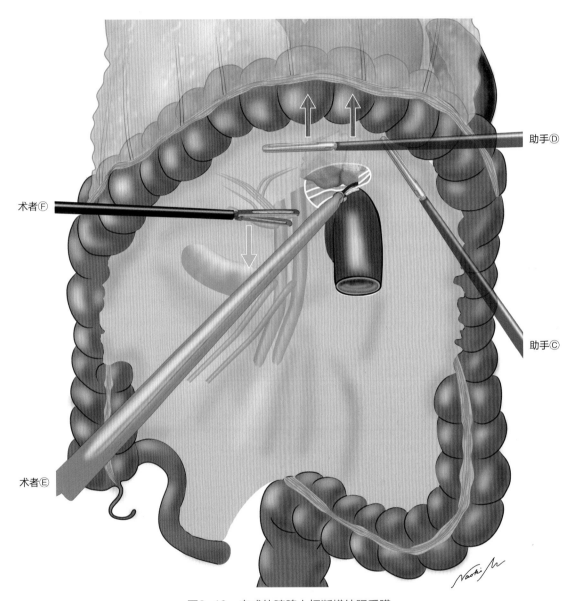

术者Ⓕ

助手Ⓓ

助手Ⓒ

术者Ⓔ

图3-18　完成从胰腺上切断横结肠系膜

| 策略的最终目标 | 进行"安全，重复性高，不引起脏器损伤等术中并发症"横结肠系膜的全结肠系膜切除术和中央血管结扎术。 |

| 策略的手段 | 从胰腺上切断横结肠系膜的左侧。 |

| 实践的目的和手段 | 目的：横结肠系膜的左侧先行外侧手术入路。手段：内侧手术入路。 |

制作横结肠系膜窗，完成从胰腺下缘切断横结肠系膜

解剖学因素
● 看到纱布的部位没有胰腺。

标识　解剖清晰　安心自信

手术操作因素
● 充分准备（横结肠系膜变薄，纱布位置，展开横结肠系膜）。

守势　标识　准备操作

心理因素
● 因为可以看到纱布，所以绝对不会损伤胰腺，有安全感。

安心自信

手术操作　以纱布作为标志切断横结肠系膜后叶，制作窗口。从窗口处确认胰腺下缘（图3-19）。从胰腺下缘切断横结肠系膜的左侧，形成间隙。

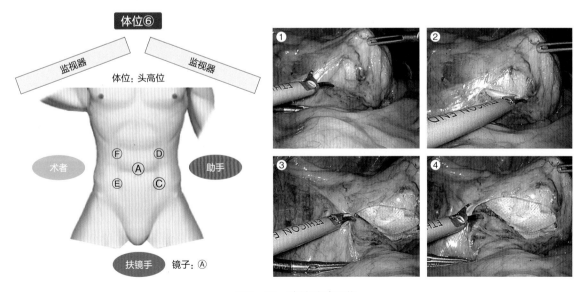

图3-19　确认胰腺下缘

7 确认肠系膜上静脉前面和设定淋巴结清扫范围(尾侧缘)

可以透见的十二指肠水平部为标志,确认肠系膜上静脉前面（图3-20）。

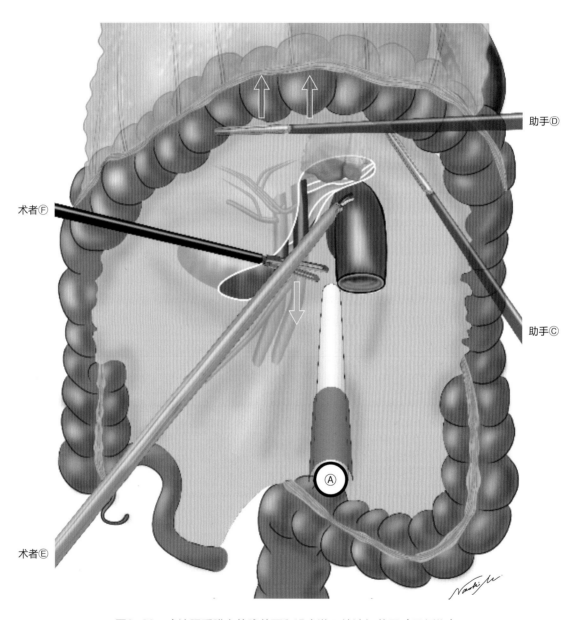

图3-20 确认肠系膜上静脉前面和设定淋巴结清扫范围（尾侧缘）

策略的最终目标 进行"安全，重复性高，不引起脏器损伤等术中并发症"横结肠系膜的全结肠系膜切除术和中央血管结扎术。

策略的手段 从胰腺上切断横结肠系膜右侧，分离、切断血管和清扫淋巴结。

实践的目的和手段 目的：横结肠系膜的右侧先行内侧手术入路。手段：内侧手术入路。

确认肠系膜上静脉前面和设定淋巴结清扫范围（尾侧缘）

解剖学因素
● 透见十二指肠的水平部。 〔解剖清晰〕

手术操作因素
● 助手斗篷样展开横结肠系膜。 〔操作容易〕

心理因素
● 分离肠系膜上静脉前面的操作可以把回盲部切除术的内侧手术 〔操作容易〕〔安心自信〕〔准备操作〕
　入路作为参考，不要逞强好胜。

手术操作 从十二指肠水平部向左侧切开膜（图3-21）。

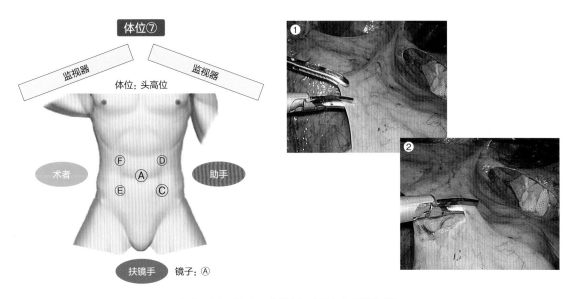

图3-21　从十二指肠水平部向左侧切开膜

8 确认肠系膜上静脉前面和设定淋巴结清扫范围(左侧缘)

可以透见的十二指肠水平部为标志，确认肠系膜上静脉前面（图3-22）。

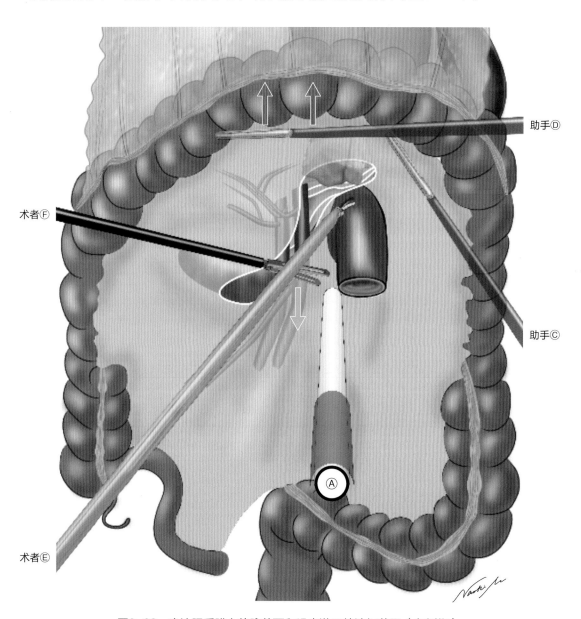

图3-22　确认肠系膜上静脉前面和设定淋巴结清扫范围（左侧缘）

策略的最终目标　进行"安全，重复性高，不引起脏器损伤等术中并发症"横结肠系膜的全结肠系膜切除术和中央血管结扎术。

策略的手段　从胰腺上切断横结肠系膜右侧，分离、切断血管和清扫淋巴结。

实践的目的和手段　目的：横结肠系膜的右侧先行内侧手术入路。手段：内侧手术入路。

确认肠系膜上静脉前面和设定淋巴结清扫范围（左侧缘）

解剖学因素

● 确认肠系膜上静脉。　　　　　　　　　　　　　　　　　　　　标识

● 从开窗部位可见胰腺下缘。　　　　　　　　　　　　　守势　　标识

手术操作因素

● 从开窗的尾侧一直向头侧将膜切开。　　　　　　　　　　　　操作容易

心理因素

● 清扫淋巴结以及切开左侧缘的膜，与其靠近肠系膜上静脉太近，不如稍稍离开肠系膜上　　操作要点
　静脉。

● 过于靠近可方便淋巴结清扫。另外，即使稍稍分离，也不会损结肠的实质，仅仅只　　操作容易
　是切开膜，所以不会伴发危险。

● 通过开窗确认胰腺下缘：①左侧缘作为参考。②向头侧切开时，不要担心　　　标识　　安心自信
　损伤胰腺。

手术操作　切断从肠系膜上静脉到左侧横结肠系膜开窗的膜（图3-23）。

从十二指肠水平部位向左侧开始，一直向开窗部位进行切开，确定左侧缘。

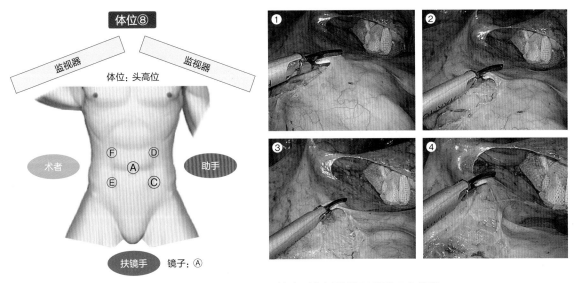

图3-23　切断从肠系膜上静脉到左侧横结肠系膜开窗的膜

9 分离十二指肠和胰头部位前面

　　从十二指肠水平部开始分离，向降部上缘进而向左侧，缓慢的分离胰腺前面。中结肠静脉、胃结肠静脉干、副右结肠静脉是位于最里面的脉管，不要在这个部位寻找，仅小心进行肠系膜上静脉右侧的分离（图3-24）。

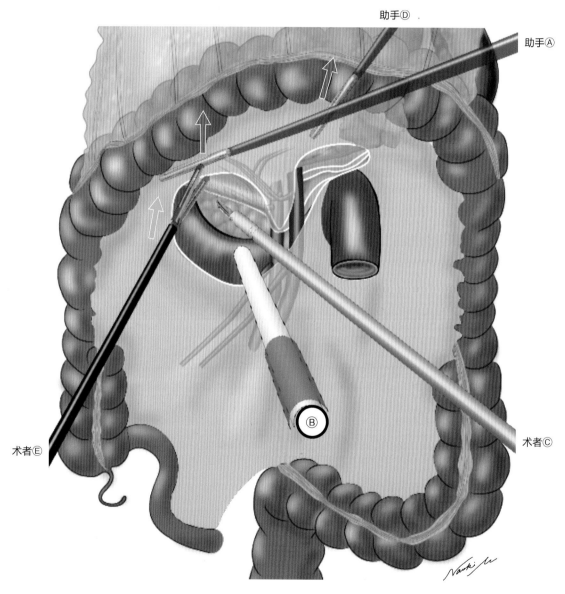

图3-24　分离十二指肠和胰头部位前面

| 策略的最终目标 | 进行"安全，重复性高，不引起脏器损伤等术中并发症"横结肠系膜的全结肠系膜切除术和中央血管结扎术。 |

策略的最终目标 进行"安全，重复性高，不引起脏器损伤等术中并发症"横结肠系膜的全结肠系膜切除术和中央血管结扎术。

策略的手段 从胰腺上切断横结肠系膜右侧，分离、切断血管和清扫淋巴结。

实践的目的和手段 目的：横结肠系膜的右侧先行内侧手术入路。手段：内侧手术入路。

分离十二指肠和胰头部位前面

解剖学因素

● 确认肠系膜上静脉、十二指肠、胰腺。 **解剖清晰**

● 因胰腺质地脆，注意不要损伤，同时注意小血管出血。

● 绝对不可以损伤位于里面的胃结肠静脉干和副右结肠静脉。 **操作困难** **不安全**

手术操作因素

● 容易进行十二指肠的分离操作。 **操作要点**

● 分离胰腺前面、胃结肠静脉干，副右结肠静脉位于里面，难以处理。 **操作困难** **操作要点**
注意肠系膜上静脉的分离。

心理因素

● 在十二指肠、胰腺、静脉系统中，十二指肠结构最结实， **操作要点** **操作容易** **安心自信**
容易分离操作。

手术操作 分离十二指肠前面的水平部到降部上极（球部附近）。先从深部进行操作，向内侧进行缓慢地分离。分离胰腺前面到靠近十二指肠为止（图3-25）。

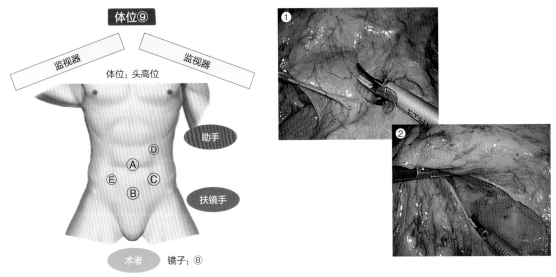

图3-25 分离十二指肠前面

⑩ 显露出肠系膜上静脉和胃结肠静脉干

以已经分离的胰腺前面作为标志，向头侧分离肠系膜上静脉的前面，确认胃结肠静脉干（图3-26）。

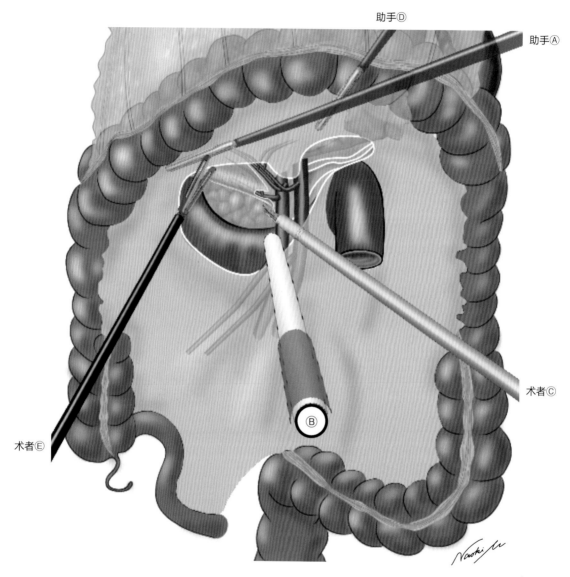

图3-26 显露出肠系膜上静脉和胃结肠静脉干

策略的最终目标　进行"安全，重复性高，不引起脏器损伤等术中并发症"横结肠系膜的全结肠系膜切除术和中央血管结扎术。

策略的手段　从胰腺上切断横结肠系膜右侧，分离、切断血管和清扫淋巴结。

实践的目的和手段　目的：横结肠系膜的右侧先行内侧手术入路。手段：内侧手术入路。

显露出肠系膜上静脉和胃结肠静脉干

解剖学因素

● 完全显露出肠系膜上静脉后可以进入不出血的层次。　　　操作要点　标识　操作容易　安心自信

● 通过横结肠系膜左侧的开窗口，可以确认胰腺下缘。　　　　　　　　标识　守势

手术操作因素

● 显露出肠系膜上静脉前面不出血的层次进行操作最安全。　　　　　准备操作

● 因为有中结肠动脉，所以不能用助手展开的钳子提拉副右结肠静脉。　守势

心理因素

● 担心胃结肠静脉干和副右结肠静脉的静脉系统出血。浅而宽地一点一点分离胰头　操作要点

　前面。

手术操作　向头侧分离肠系膜上静脉前面（不要在某个部位向头侧深部分离）。在已经分离的右侧十二指肠和左侧横结肠系膜开窗部位之间进行胰腺前面的分离（图3-27）。

体位⑩

监视器　　监视器

体位：头高位

助手

Ⓓ
Ⓐ　Ⓒ
Ⓔ　Ⓑ

扶镜手

术者　镜子：Ⓑ

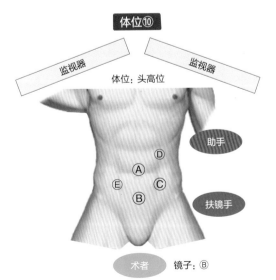
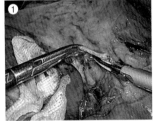
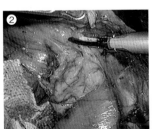
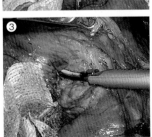

图3-27　向头侧分离肠系膜上静脉前面

⑪ 切断血管和清扫淋巴结

右侧是胃结肠静脉干，中央左侧从间隙识别胰腺下缘，了解清扫范围的头侧缘。

切断所有的血管，结束淋巴结清扫，广泛地切断后叶的层次，使横结肠系膜右侧变薄（图3-28）。

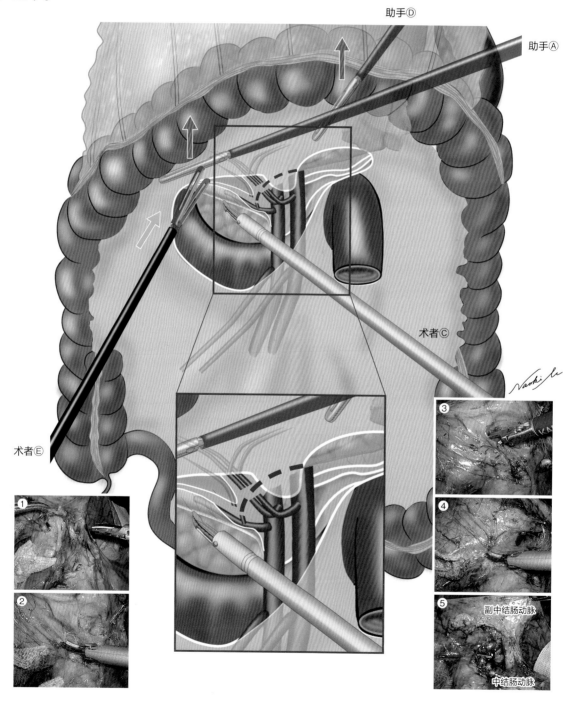

图3-28 切断血管和清扫淋巴结（1）

策略的最终目标	进行"安全，重复性高，不引起脏器损伤等术中并发症"横结肠系膜的全结肠系膜切除术和中央血管结扎术。
策略的手段	从胰腺上切断横结肠系膜右侧，分离、切断血管和清扫淋巴结。
实践的目的和手段	目的：横结肠系膜的右侧先行内侧手术入路。手段：内侧手术入路。

切断血管和清扫淋巴结

解剖学因素

● 横结肠系膜后叶的层次是防止副右结肠静脉和中结肠静脉等拉伤的支持组织。　　　　　　　暂不操作

● 中结肠动脉的清扫范围。

　● 右侧缘是肠系膜上静脉。　　　　　　　　　　　　　　　　　　　　　　　　　　解剖可见

　● 左侧缘是横结肠系膜后叶膜的切断线。　　　　　　　　　　　　　　　　　　　　解剖可见

　● 头侧缘从胃结肠静脉干到横结肠系膜窗可以看到连接胰腺下　　　　解剖可见　标识　安心自信
　　缘的线。（用"▬▬▬"表示）。即左侧是胰腺下缘，右侧是连接胃结肠静脉干的线。

手术操作因素

● 为了防止处理副右结肠静脉前拉伤，尽可能保留横结肠系膜后叶的层次。　　操作要点　暂不操作

心理因素

● 拉伤副右结肠静脉和中结肠静脉很恐怖。　　　　　　　　　　　　　　　　　　　　不安全

● 必须进行适当范围的淋巴结清扫，损伤胰腺后果严重。　　　　　　　操作困难　不安全

● 从横结肠系膜窗可见的胰腺下缘作为清扫上缘，所以不会损伤　　守势　标识　安心自信
　胰腺，有安全感。

手术操作

从横结肠系膜后叶的层次可以透见副右结肠静脉，仅仅切断处理胃结肠静脉干分叉部位附近的层次（图3-29）。

必须进行适当范围的淋巴结清扫。从横结肠系膜窗常可以确认胰腺下缘，容易了解淋巴结清扫的头侧缘，也不会损伤胰腺。

切断副右结肠静脉、中结肠静脉等所有静脉后，广泛地切断横结肠系膜后叶的层次，使横结肠系膜变薄。

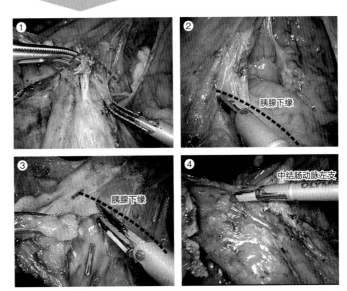

图3-29　切断血管和清扫淋巴结（2）

沿着胰腺下缘作为支撑，形成上缘后，从尾侧向头侧进行淋巴结清扫。与右半结肠切除术（保留中结肠动脉左支的D3术式）的淋巴结清扫相同，可参考。

53

⑫ 在胰腺前面和"窗"下放置纱布

中结肠动脉左右留置纱布作为标志（图3-30）。

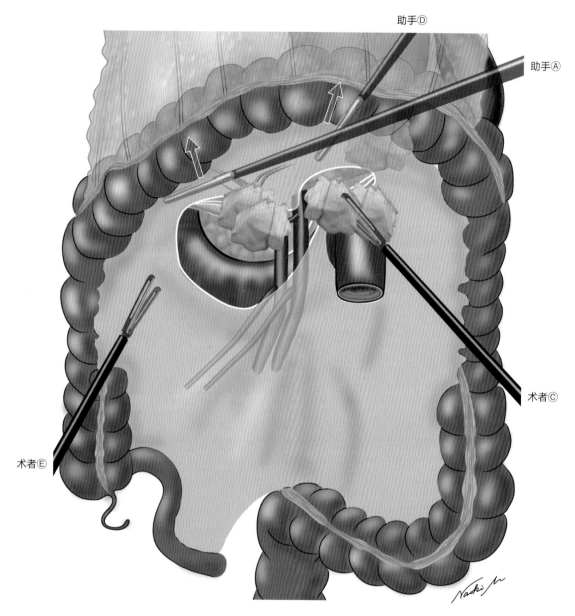

图3-30　在胰腺前面和"窗"下放置纱布

策略的最终目标　进行"安全，重复性高，不引起脏器损伤等术中并发症"横结肠系膜的全结肠系膜切除术和中央血管结扎术。

策略的手段　从胰腺上切断横结肠系膜右侧，分离、切断血管和清扫淋巴结。

实践的目的和手段　目的：横结肠系膜的右侧先行内侧手术入路。手段：内侧手术入路。

在胰腺前面和"窗"下留置纱布

解剖学因素
- 右侧标志是胰腺前面。　守势　标识
- 左侧强调将先前的胰腺下缘切断端作为标志。　守势　标识

手术操作因素
- 没有特殊步骤。　操作容易

心理因素
- 此时准备是为在下一个手术步骤中更容易进行。　操作容易　安心自信

手术操作　准备切离胰腺和横结肠系膜之间的系膜（图3-31）。
在中结肠动脉的左右侧留置纱布作为标识。

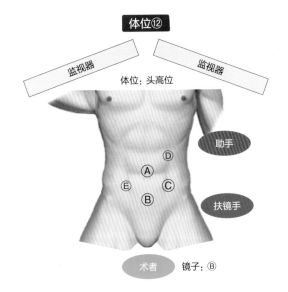

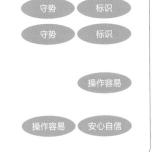

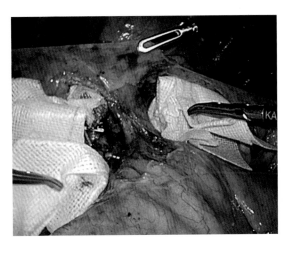

图3-31　准备切离胰腺和横结肠系膜之间的系膜

⑬ 切断大网膜的右侧（1）

向十二指肠方向切断大网膜的右侧（胃结肠韧带）（图3-32）。

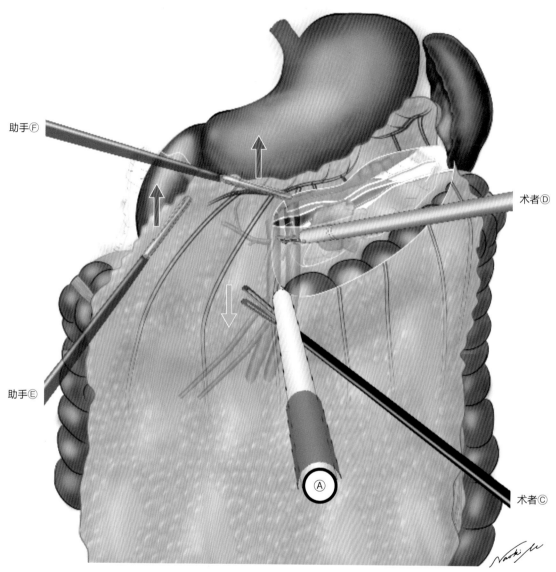

图3-32　切断大网膜的右侧（1）

策略的最终目标 进行"安全，重复性高，不引起脏器损伤等术中并发症"横结肠系膜的全结肠系膜切除术和中央血管结扎术。

策略的手段 从胰腺上切断横结肠系膜右侧，分离、切断血管和清扫淋巴结。

实践的目的和手段 目的：横结肠系膜的右侧先行内侧手术入路。手段：外侧手术入路。

切断大网膜的右侧（1）

解剖学因素
● 高BMI的患者的大网膜常常与横结肠系膜前叶不规则粘连。
● 结肠系膜内所有的血管已经切断。

手术操作因素
● 没有特别困难的手术操作。

心理因素
● 横结肠系膜内所有的血管已经切断，不用担心拉伤静脉。

解剖结构变异 操作困难
守势 安心自信

操作容易 准备操作

操作容易 安心自信

手术操作 单纯地从中央部位向十二指肠方向切断大网膜的右侧（图3-33）。
切断大网膜，越过变薄的横结肠系膜前叶，透见胰腺前面留置的纱布。

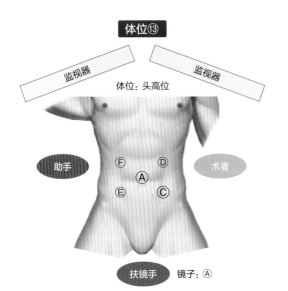

体位⑬

监视器　监视器
体位：头高位

助手　ＦＤ　术者
　　　Ａ
　　　Ｅ Ｃ

扶镜手　镜子：Ａ

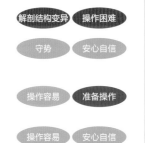

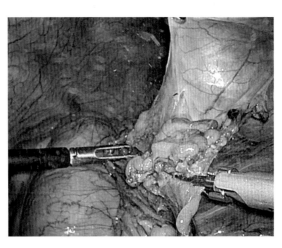

图3-33 单纯地从中央部位向十二指肠切断大网膜的右侧（1）

14 切断大网膜的右侧（2）

切断大网膜完成后，左侧透过间隙可以识别纱布，右侧可以透见在胃结肠静脉干旁边的纱布（图3-34）。

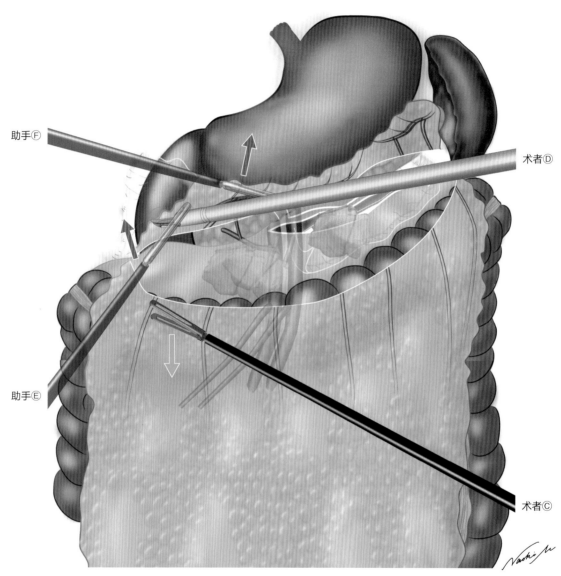

图3-34　切断大网膜的右侧（2）

策略的最终目标　进行"安全，重复性高，不引起脏器损伤等术中并发症"横结肠系膜的全结肠系膜切除术和中央血管结扎术。

策略的手段　从胰腺上切断横结肠系膜右侧，分离、切断血管和清扫淋巴结。

实践的目的和手段　目的：横结肠系膜的右侧先行内侧手术入路。手段：外侧手术入路。

切断大网膜的右侧（2）

解剖学因素
- 高BMI的患者的大网膜常常与横结肠系膜前叶产生不规则粘连。　　解剖结构变异　操作困难
- 结肠系膜内所有的血管已经切断。　　守势　安心自信

手术操作因素
- 没有特别困难的手术操作。　　操作容易　准备操作

心理因素
- 横结肠系膜内所有的血管已经切断，不用担心拉伤静脉。　　操作容易　安心自信

手术操作　单纯地从中央部位向十二指肠方向切断大网膜的右侧（图3-35）。

切断大网膜，越过变薄的横结肠系膜前叶，透见胰腺前面留置的纱布。

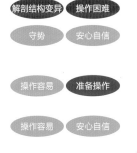

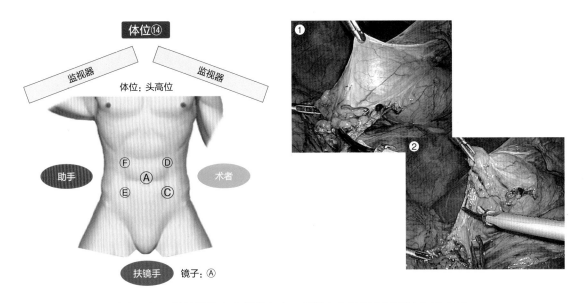

图3-35　单纯地从中央部位向十二指肠方向切断大网膜的右侧（2）

15 切断横结肠系膜右侧前叶的层次

通过间隙可见的纱布，可以清楚了解胰腺下缘和横结肠系膜的界限。

向右侧进行胰腺下缘的切断。如果切断胃结肠静脉干前面，可以切除适当范围的横结肠系膜脂肪组织（图3-36）。

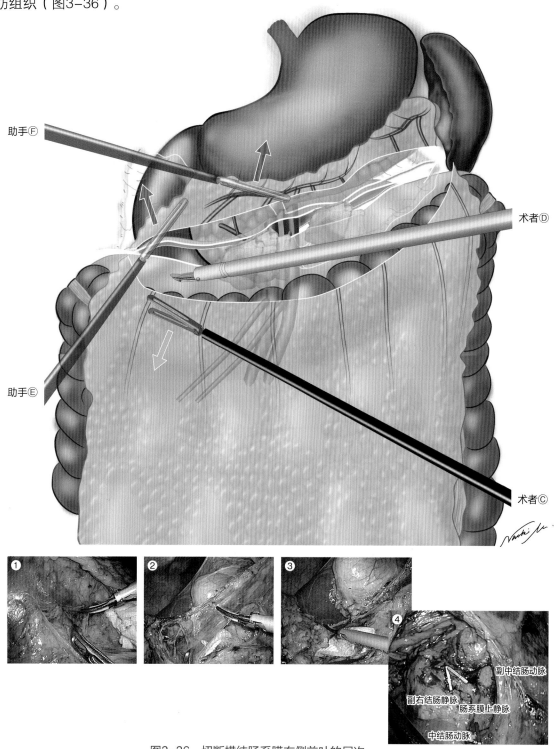

图3-36　切断横结肠系膜右侧前叶的层次

策略的最终目标	进行"安全，重复性高，不引起脏器损伤等术中并发症"横结肠系膜的全结肠系膜切除术和中央血管结扎术。
策略的手段	从胰腺上切断横结肠系膜右侧，分离、切断血管和清扫淋巴结。
实践的目的和手段	目的：横结肠系膜的右侧先行内侧手术入路。手段：外侧手术入路。

切断横结肠系膜右侧前叶的层次

解剖学因素

- 结肠系膜内所有的血管已经被切断。
- 内侧手术入路已经完成，仅仅残留变薄的横结肠系膜。

手术操作因素

- 没有特别困难的手术操作。

心理因素

- 横结肠系膜内所有的血管已经切断，不用担心拉伤静脉。

解剖结构变异　操作困难
守势　安心自信

操作容易　准备操作

操作容易　安心自信

手术操作　从左侧"窗口"可见的纱布是先前的胰腺下缘切断端。

以此作为线索，向右侧进行胰腺下缘网膜囊后壁和横结肠系膜前叶的切断。留置在胰腺前面的纱布可以上提横结肠系膜，容易获取手术视野（图3-37）。

沿着胰腺切断横结肠系膜，可以轻松地切除适当范围的横结肠系膜内脂肪组织（淋巴结）。

体位⑮

监视器　监视器

体位：头高位

助手　　术者

⑪ ⑪ ⑪ ⑪ ⑪ ⑪

扶镜手　镜子：Ⓐ

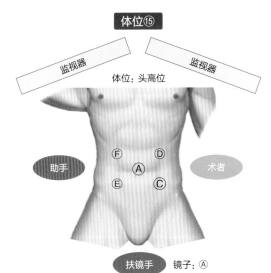
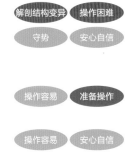
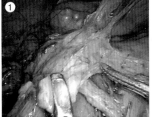
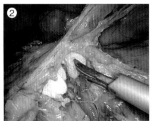
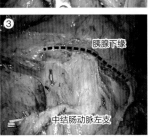

胰腺下缘

中结肠动脉左支

图3-37　向右侧进行胰腺下缘的切断

可参考右半结肠切除术的淋巴结清扫上切断。

16 完成胰腺下缘的切断

完成胰腺下缘的切断（图3-38）。

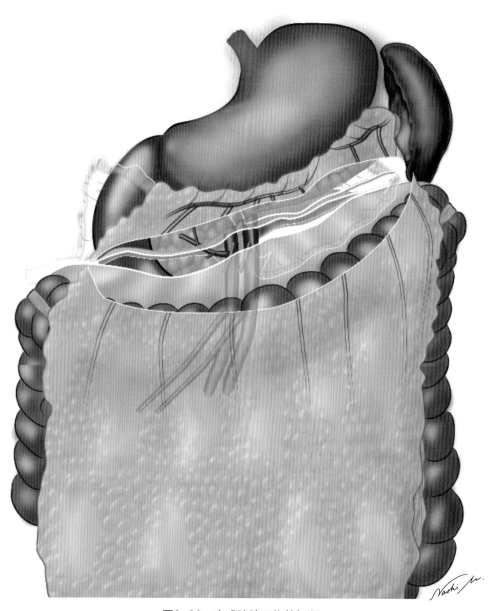

图3-38　完成胰腺下缘的切断

◇ 开腹和吻合操作

● 穿刺器Ⓐ的伤口相连续，以脐部为中心进行3～8cm的脐部纵行切开，沿着腹白线开腹。
  开腹后立即用PDS-Ⅱ缝合切开的腹直肌上缘和下缘作为固定（图3-39）。
● 安装上创口撑开器（Alexis M型号）。
● 用切割闭合器切断口侧、肛侧肠管的同时，处理肠系膜。
● 进行功能性端-端吻合。

◇ 完成关腹

● 充分冲洗腹腔，确认没有出血、异物等。
● 用先前的PDS-Ⅱ连续缝合，关闭腹壁。
● 再次气腹，确认有无再出血和异物等。
● 通过Ⓒ或者Ⓔ在吻合口附近放置6mm引流管。
● 腹部2层缝合关闭，结束手术。

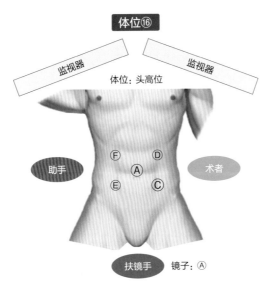

图3-39　穿刺器位置

第四章

左半结肠切除术

■ 中结肠动脉周围的解剖（图4-1）

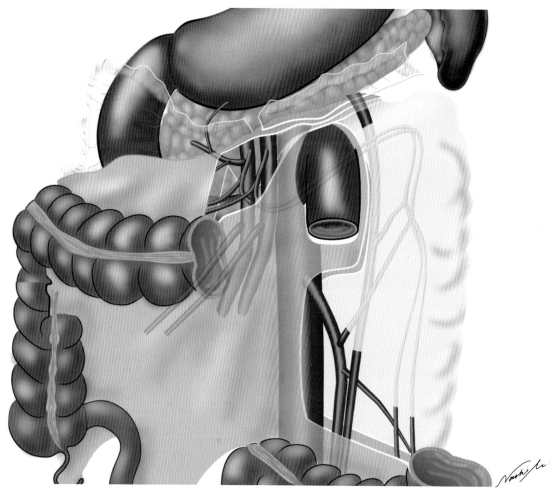

图4-1　中结肠动脉周围的解剖

■ 体位

开脚体位，右上肢内旋，左上肢外旋。

■ 穿刺器位置（图4-2）

Ⓐ脐上：12mm。

Ⓑ下腹部正中：5mm。

　（清扫MCA病例为12mm）。

Ⓒ左下腹部：5mm。

Ⓓ左上腹部：5mm。

Ⓔ右下腹部：12mm。

Ⓕ右上腹部：5mm。

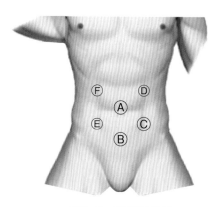

图4-2　穿刺器位置

◇ 左半结肠切除术的策略和实践

左半结肠切除术和前一章介绍的横结肠部分切除术有相同的问题点。

首先，策略的原则和目的是相同的，即如何进行"安全，重复性高，不引起脏器损伤等术中并发症"的外科手术。为了达到策略的目的，采取何种手段为好？

结肠癌手术常用的"先行从肠系膜下动脉开始的内侧手术入路"和"直接从脾曲开始，以游离脾曲为主要目标的外侧（头侧）手术入路"，哪个为好？对于我来说都困难，至少不能确定其有可重复性（因为这个区域难以规范化）。从前所述的"横结肠系膜和周围的解剖"来探讨，这个手术必须考虑横结肠系膜和左半结肠系膜这两个问题。

先行左半结肠系膜开始的内侧手术入路，是乙状结肠和直肠切除术常用的实用操作。但是，按照原来的操作和入路（网膜囊方向全是粘连情况，也许看不到清楚的解剖结构），不能保证安全地避开胰腺进入网膜囊（危险的战略攻势）。因此，通过这个入路进入网膜囊是不可行的。另外，即使进行从尾侧的外侧手术入路，难以到达有不规则粘连和融合的脾曲附近（危险的战略攻势），因此不能靠近脾曲部位。

如前面章节所述，先从横结肠开始的外侧手术入路，才可以安全地进行胰腺下缘的切断。但是，按照原来的操作和入路向脾曲方向分离不规则的粘连和融合是可怕的，我们最终认为"还是不要这样操作"。从尾侧开始切断白线向脾曲进行操作也同样危险，所以，不能急于靠近脾曲部位。

因此，脾曲周围是多个脏器密集的部位，解剖结构不规律，可先处理脾曲周围，仅仅残留脾曲难关（战略守势）后，再进行攻克。

根据其解剖学特性，不要进行"从横结肠系膜的先行外侧手术入路"，而是进行"左侧结肠系膜开始的先行内侧手术入路"这些简单的手术术式为好。手术步骤如下。

> ①为了安全地切断横结肠系膜左侧，可以先行外侧手术入路，直视胰腺，不要接近脾曲。
>
> ②行内侧手术入路可以切断血管，清扫淋巴结，但难以进入网膜囊，不要接近脾曲。
>
> ③脾曲以外的部位被分离、切断、游离以后，脾曲部位的结构慢慢呈现，现在可以简单地进行脾曲的游离。

可以采取这样的策略：左半结肠切除术的实践（战术）可以用"先行横结肠系膜左侧的外侧手术入路"和"再行左半结肠系膜的内侧手术入路"，以及"包抄残留的脾曲"进行操作。这个术式着眼解剖学因素，加上手术操作因素和心理因素作用，通过配合，可以确保手术操作的安全性。重视战略的守势，体现左半结肠部分切除的策略和实践。

▶左半结肠部分切除术的策略和实践（图4-3）

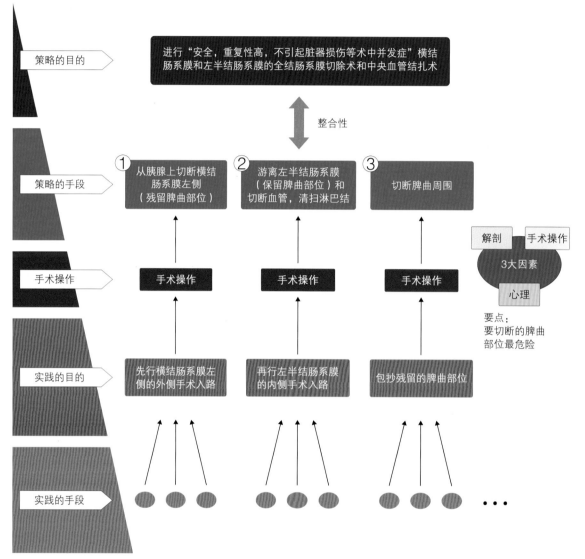

基本策略:
遵守战略，而不是武断地对抗组织，制造出应该分开的组织的深度之后，再切断组织，以确保安全性。

图4-3 左半结肠部分切除术的策略和实践

策略的最终目标　进行"安全，重复性高，不引起脏器损伤等术中并发症"横结肠系膜和左半结肠系膜的全结肠系膜切除术和中央血管结扎术。

策略的手段
①从胰腺上切断横结肠系膜左侧（残留脾曲），再根据情况切断中结肠动脉区域的血管和清扫淋巴结。
②游离左半结肠系膜（残留脾曲），切断血管，清扫淋巴结。
③切断脾曲周围。
分别解决横结肠系膜左侧的前叶、后叶，横结肠系膜右侧的前叶、后叶，脾曲部位。

实践的目的和手段
①先行横结肠系膜左侧的外侧手术入路。
②再行左半结肠系膜的内侧手术入路。
③包抄残留的脾曲部位。

解剖学因素

最重要、最难处理的脾曲部位最危险。

● 从横结肠系膜后叶看不到胰腺（体部）（图4-4A）。
● 脾曲部位有不规则的粘连和融合。它与横结肠系膜、大网膜、网膜囊后壁、脾结肠韧带、膈肠韧带相关，极其复杂（图4-4B）。

未见解剖结构
未见解剖结构　解剖结构变异

● 高BMI患者更加难以看清结构，脂肪组织导致术野展开困难。
● 横结肠部分切除术也包含实质性操作，更加复杂。
  ● 网膜囊内常有粘连。
  ● 横结肠系膜根部系膜内脂肪组织厚，尤其高BMI患者特别厚。
  ● 大网膜右侧、横结肠系膜前叶的层次融合，不规则粘连。
● 副右结肠静脉的根部没有伴行的动脉（容易拉伤）。

解剖结构变异
未见解剖结构
解剖结构变异
操作困难

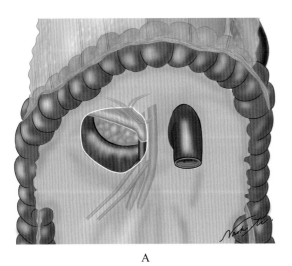

A

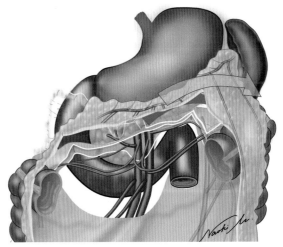

B

图4-4　脾曲示意图

手术步骤

1 开放网膜囊到脾曲部位附近

切断大网膜左侧和开放网膜囊，助手Ⓒ和助手Ⓓ向左右展开大网膜，向头侧牵拉。切断大网膜，开放网膜囊（图4-5）。

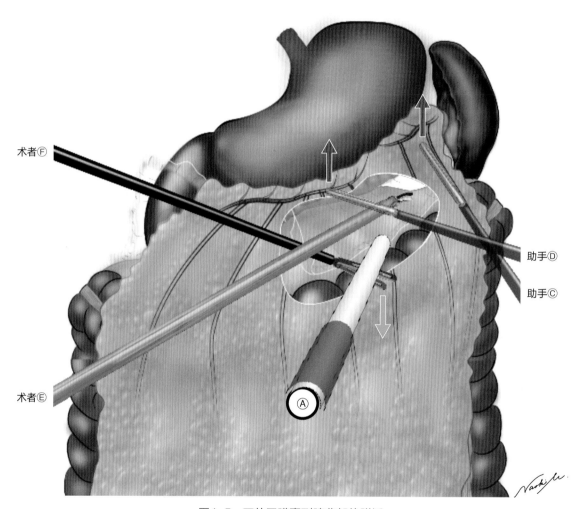

图4-5　开放网膜囊到脾曲部位附近

策略的最终目标　进行"安全，重复性高，不引起脏器损伤等术中并发症"横结肠系膜和左半结肠系膜的全结肠系膜切除术和中央血管结扎术。

策略的手段　从胰腺上切断横结肠系膜的左侧。

实践的目的和手段　目的：横结肠系膜的左侧先行外侧手术入路。手段：外侧手术入路。

开放网膜囊

解剖学因素

● 可见网膜囊内粘连（网膜囊后壁，胰腺被膜和胃等）。

● 脾曲部位的大网膜与网膜囊内的脾脏、膈肌引起不规则粘连。尤其肥胖病例更加复杂。

手术操作因素

● 助手开始时向腹侧斗篷状展开大网膜，随着向左侧进行，向头侧、腹侧和尾、背侧展开，可以获得良好术野。

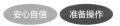

心理因素

● 一定要看见作为目标的胰腺。

手术操作　向左侧切断大网膜（图4-6）。

不要勉强接近脾曲部位（这里仅仅要求"从胰腺上切断横结肠系膜左侧"。不要进行无益的操作。游离脾曲时参考"左半结肠切除术"章节）。

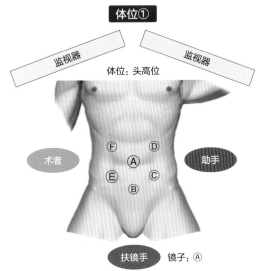

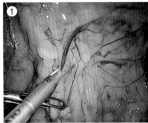

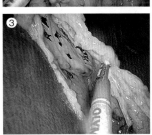

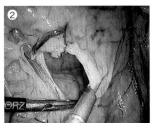

图4-6　向左侧切断大网膜

切断大网膜和开放网膜囊：到脾曲附近。

② 开放网膜囊至右侧边界

助手Ⓔ、助手Ⓕ向左右展开大网膜，向头侧牵拉。从大网膜的中央开始切开到网膜囊的右侧边界（图4-7）。

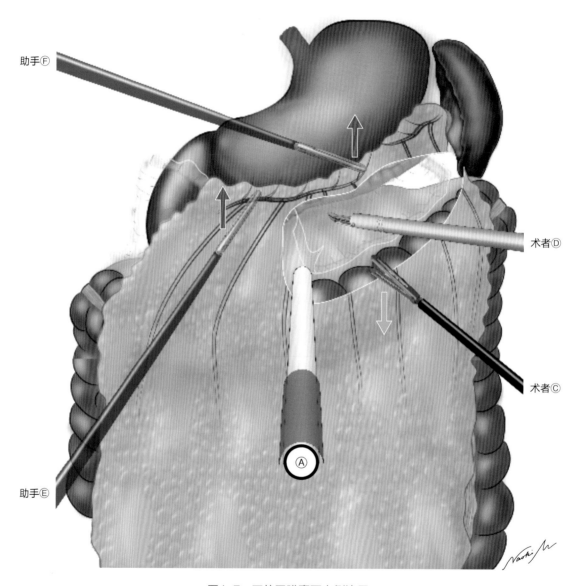

图4-7 开放网膜囊至右侧边界

策略的最终目标　进行"安全，重复性高，不引起脏器损伤等术中并发症"横结肠系膜和左半结肠系膜的全结肠系膜切除术和中央血管结扎术。

策略的手段　从胰腺上切断横结肠系膜的左侧。

实践的目的和手段　目的：横结肠系膜的左侧先行外侧手术入路。手段：外侧手术入路。

开放网膜囊

解剖学因素
- 网膜囊内粘连（网膜囊后壁、胰腺被膜和胃等），右侧的胃结肠韧带（大网膜）、横结肠系膜前叶层次的融合，粘连不规则（手术操作因素的不确定）。
- 从胃结肠静脉干分支出的副右结肠静脉，其根部没有动脉伴行，容易拉伤。尤其高BMI病例，脂肪组织本身使术野展开困难，所以不进行外侧手术入路。
- 大网膜和横结肠前叶层次是副右结肠静脉的支持组织。

手术操作因素
- 助手向腹侧斗篷状展开大网膜，容易展开。
- 通过保留大网膜右侧和横结肠系膜前叶的层次，作为副右结肠静脉的支撑组织。

心理因素
- 没有特别危险的结构。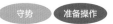

手术操作　切断大网膜到网膜囊的右侧边界（分离网膜囊内的粘连）（图4-8）。
不要切断网膜囊右侧边界的大网膜（胃结肠韧带）。不要进行无益的操作。

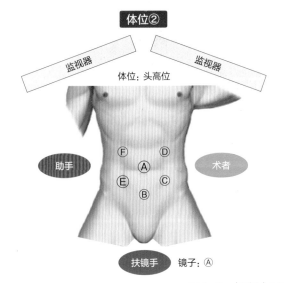

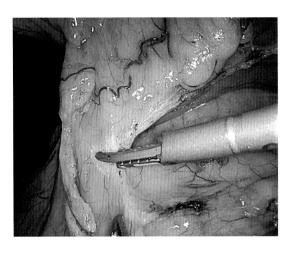

图4-8　切断大网膜到网膜囊的右侧边界

③ 切断胰腺下缘和使横结肠系膜变薄

助手Ⓓ把胃推向头侧，助手Ⓒ把横结肠向尾侧展开，扶镜手Ⓑ向尾侧展开横结肠系膜，从横结肠中央部位开始向脾曲部位切断胰腺下缘。

中央部位脂肪肥厚，不要贪多，轻轻地一点一点切断。

从中央部位稍稍向左侧脂肪组织变少处（注意副中结肠动脉），轻柔地操作使系膜变薄，变薄之后便于有效地进行下一步手术操作（图4-9）。

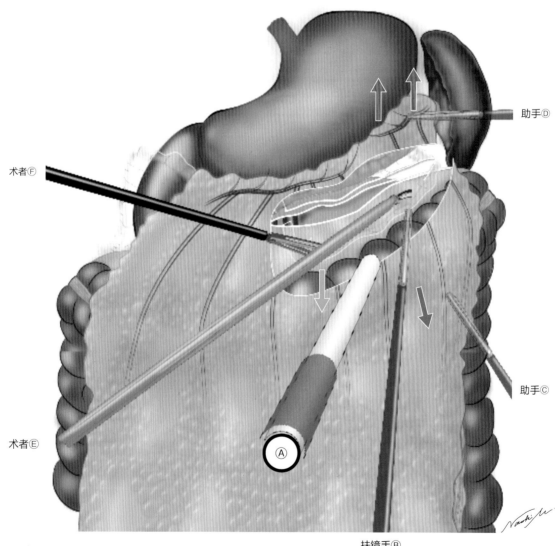

术者Ⓕ

助手Ⓓ

术者Ⓔ

助手Ⓒ

Ⓐ

扶镜手Ⓑ

图4-9 切断胰腺下缘和使横结肠系膜变薄

策略的最终目标　进行"安全，重复性高，不引起脏器损伤等术中并发症"横结肠系膜和左半结肠系膜的全结肠系膜切除术和中央血管结扎术。

策略的手段　从胰腺上切断横结肠系膜的左侧。

实践的目的和手段　目的：横结肠系膜的左侧先行外侧手术入路。手段：外侧手术入路。

切断胰腺下缘和使横结肠系膜变薄

解剖学因素
- 横结肠系膜根部中央部位的系膜最厚，富含脂肪组织。
- 从左侧进行分离，从胰腺下缘离断横结肠系膜前叶的层次，移行到横结肠系膜左侧后叶的层次。有时可以看到副中结肠动脉。

手术操作因素
- 助手Ⓓ把胃向头腹侧展开。　　　　　　　　　　　　　　　　　　　　　操作容易
- 助手Ⓒ和扶镜手Ⓑ向尾侧背侧斗篷样展开横结肠系膜，整个胰腺下缘有张力。在良　　操作要点
  好的术野下，保持术野稳定，可以切断胰腺下缘的横结肠系膜。
- 在中央部位，切断网膜囊后壁的膜和横结肠系膜前叶的层次这2　　操作要点　准备操作　操作容易
  层膜，达到系膜内脂肪变薄。
- 向左侧进行分离，从中央部位的"胰腺下缘切断"转为"分离　　　　　　操作要点　操作容易
  结肠系膜左侧后叶层次"的手术操作。　　　　　　　　　　　　　　　　　　操作要点

心理因素
- 没有特别危险的结构。　　　　　　　　　　　　　　　　　　　　　　　　安心自信

手术操作　切断网膜囊后壁的膜和横结肠系膜前叶的层次这2层膜（图4-10）。

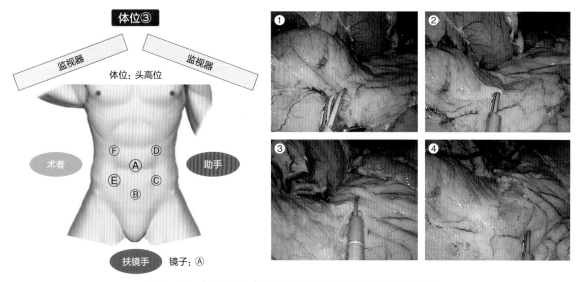

图4-10　切断网膜囊后壁的膜和横结肠系膜前叶的层次

④ 制作内侧手术入路的标志

在术者Ⓔ、术者Ⓕ切断系膜的部位
留置纱布（图4-11）。

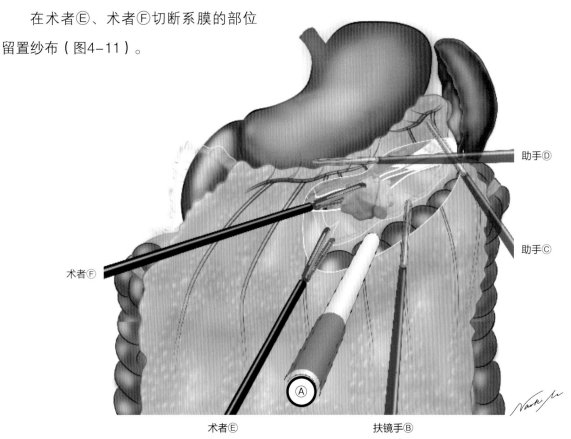

术者Ⓕ

助手Ⓓ

助手Ⓒ

术者Ⓔ   扶镜手Ⓑ

图4-11　制作内侧手术入路的标志（1）

注意保持术野稳定的同时，助手Ⓓ
向背侧、尾侧压纱布（如果纱布移向头
侧再操作，则不能通过系膜看见纱布，
图4-12）。

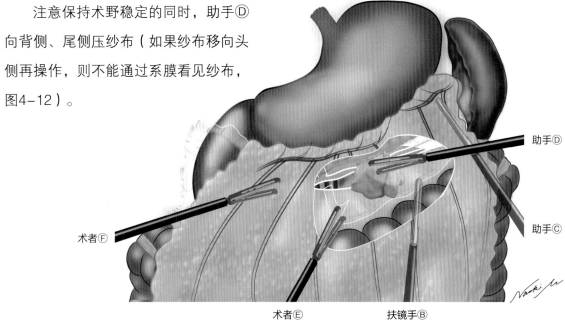

术者Ⓕ

助手Ⓓ

助手Ⓒ

术者Ⓔ   扶镜手Ⓑ

图4-12　制作内侧手术入路的标志（2）

策略的最终目标 进行"安全，重复性高，不引起脏器损伤等术中并发症"横结肠系膜和左半结肠系膜的全结肠系膜切除术和中央血管结扎术。

策略的手段 从胰腺上切断横结肠系膜的左侧。

实践的目的和手段 目的：横结肠系膜的左侧先行外侧手术入路。手段：外侧手术入路。

制作内侧手术入路的标志

向头侧展开横结肠系膜，以制作一个可以安全切断横结肠系膜后叶的解剖标志为目的。

解剖学因素
- Treitz韧带附近的横结肠系膜最薄。 　解剖清晰

手术操作因素
- 因为腹腔镜用的纱布小，故需用5～7块叠成一大块留置。 　标识
- 助手Ⓓ压纱布，向头侧展开横结肠系膜，纱布容易向头侧、外侧滑动，须向尾侧、内侧压。 　操作要点

心理因素
- 没有特别危险的结构。 　安心自信

手术操作 在横结肠系膜前叶切开部位留置纱布（图4-13）。

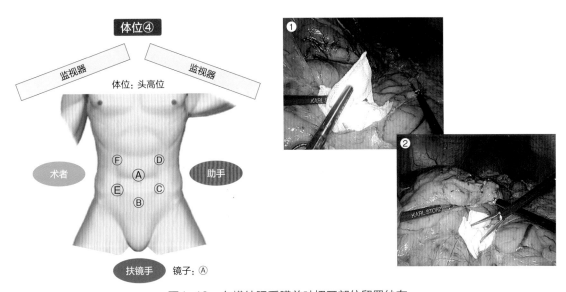

图4-13　在横结肠系膜前叶切开部位留置纱布

⑤ 通过横结肠系膜后叶的膜透见纱布

　　术者Ⓔ、术者Ⓕ向头侧展开大网膜，横结肠系膜压纱布的助手Ⓓ因为妨碍术野展开，需移开，主要纱布不要向头侧移位（图4-14、图4-15）。

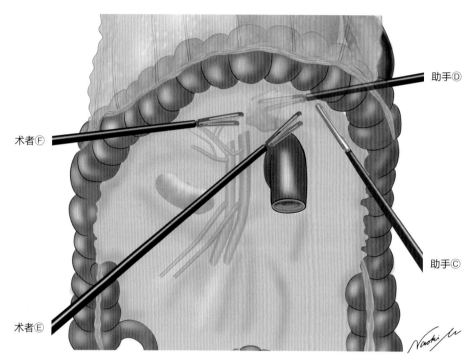

术者Ⓕ

术者Ⓔ

助手Ⓓ

助手Ⓒ

图4-14　通过横结肠系膜后叶的膜透见纱布（1）

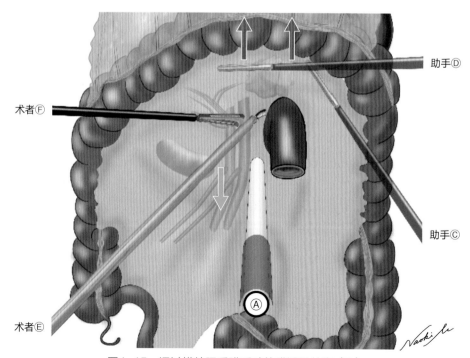

术者Ⓕ

术者Ⓔ

助手Ⓓ

助手Ⓒ

Ⓐ

图4-15　通过横结肠系膜后叶的膜透见纱布（2）

策略的最终目标	进行"安全，重复性高，不引起脏器损伤等术中并发症"横结肠系膜和左半结肠系膜的全结肠系膜切除术和中央血管结扎术。
策略的手段	从胰腺上切断横结肠系膜的左侧。
实践的目的和手段	目的：横结肠系膜的左侧先行外侧手术入路。手段：内侧手术入路。

通过横结肠系膜后叶的膜透见纱布

以下操作为后续进行的从胰腺上切断横结肠系膜做准备。

解剖学因素

● 展开Treitz韧带附近最薄的横结肠系膜。 解剖清晰

手术操作因素

● 助手Ⓓ把纱布压向尾侧、内侧同时，术者Ⓔ、术者Ⓕ展开Treitz韧带附近的横结肠系膜。 操作要点

● 压纱布助手Ⓓ不能展开横结肠系膜，轻轻地移开助手Ⓓ的钳子，不要移动纱布。 操作要点

● 术者Ⓕ与助手Ⓓ、术者Ⓔ与助手Ⓒ的钳子交替把持横结肠系膜。 操作要点

心理因素

● 没有特别危险的结构。 安心自信

手术操作　展开横结肠系膜后叶（图4-16）。

横结肠系膜已经变薄，以透见的纱布为标志，切开横结肠系膜后叶的浆膜。

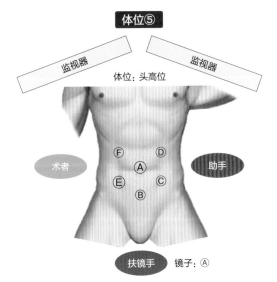

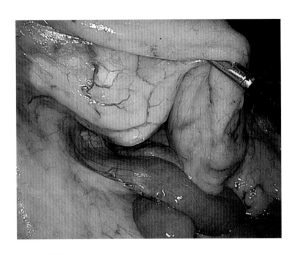

图4-16　展开横结肠系膜后叶

6 完成从胰腺上切断横结肠系膜

此步骤的目的是可以看到胰腺下缘，可以在纱布的部位突破。

手术操作的关键是使横结肠系膜变薄，确定纱布的位置，以及展开横结肠系膜（图4-17）。

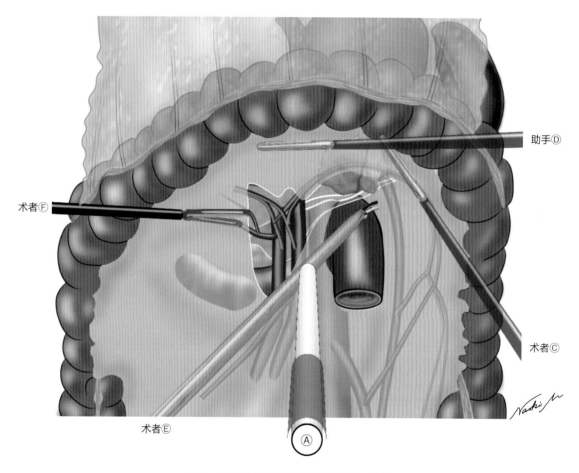

图4-17 完成从胰腺上切断横结肠系膜

策略的最终目标	进行"安全，重复性高，不引起脏器损伤等术中并发症"横结肠系膜和左半结肠系膜的全结肠系膜切除术和中央血管结扎术。
策略的手段	从胰腺上切断横结肠系膜左侧（残留脾曲），再根据需要切断中结肠动脉区域的血管和清扫淋巴结。
实践的目的和手段	目的：横结肠系膜的左侧先行外侧手术入路。手段：内侧手术入路。

制作横结肠系膜窗，完成从胰腺下缘的切断

解剖学因素

● 看到纱布的部位没有胰腺。

标识　解剖清晰　安心自信

手术操作因素

● 准备充分的话（横结肠系膜变薄、纱布位置、展开横结肠系膜），不会发生问题。

守势　标识　准备操作

心理因素

● 因为可以看到纱布，所以绝对不会损伤胰腺，有安全感。

安心自信

手术操作 以纱布为标志，切断横结肠系膜后叶（图4-18）。

如果有清扫中结肠动脉区域淋巴结必要的病例，则加上横结肠部分切除的横结肠系膜右侧的全结肠系膜切除术和中央血管结扎术。

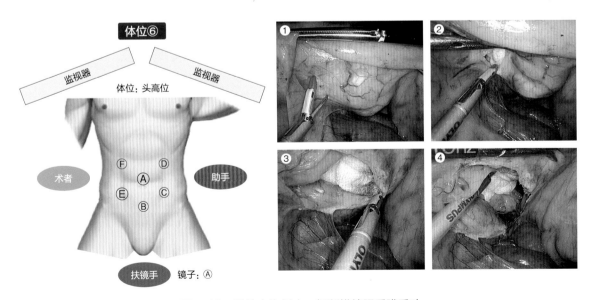

体位⑥

监视器　监视器
体位：头高位

术者　Ｆ Ｄ
　　　Ａ
Ｅ　　Ｃ
　　Ｂ　　助手

扶镜手　镜子：Ⓐ

图4-18 以纱布为标志，切断横结肠系膜后叶

⑦ 准备分离乙状结肠系膜和直肠后腔

确定肠系膜下动脉的血管蒂和十二指肠水平部，准备分离乙状结肠系膜和直肠后腔（图 4-19）。

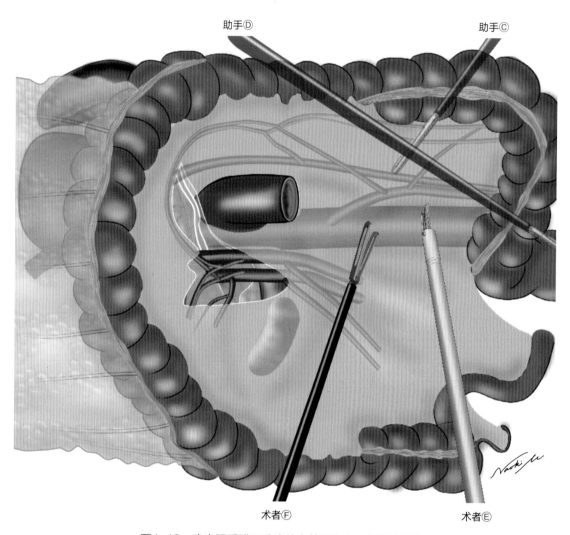

图4-19　确定肠系膜下动脉的血管蒂和十二指肠水平部

策略的最终目标　进行"安全，重复性高，不引起脏器损伤等术中并发症"横结肠系膜和左半结肠系膜的全结肠系膜切除术和中央血管结扎术。

策略的手段　游离左半结肠系膜（残留脾曲）、切断血管及清扫淋巴结。

实践的目的和手段　目的：行左半结肠系膜的内侧手术入路，切开乙状结肠至直肠系膜的右侧。

准备分离乙状结肠系膜和直肠后腔

解剖学因素
● 没有特别的结构。 　　　　　　　　　　　　　　　　解剖清晰

手术操作因素
● 没有特殊操作。 　　　　　　　　　　　　　　　　　操作容易

心理因素
● 和通常手术操作一样，与乙状结肠癌和直肠癌的内侧手术入路完全相同。　安心自信

手术操作　为了进行乙状结肠癌和直肠癌的内侧手术入路，需展开系膜的右侧（图4-20）。
助手Ⓓ把持直肠系膜右侧，助手Ⓒ把持肠系膜下动脉的血管带，向腹侧牵拉。在骶骨岬部位调整适当的牵拉力。

体位⑦

体位：头高位

镜子：Ⓐ

扶镜手

术者

Ⓕ Ⓓ
Ⓐ
Ⓔ Ⓒ

助手

监视器　监视器

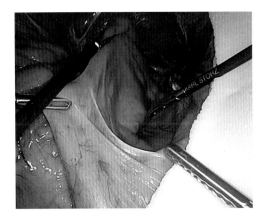

图4-20　展开系膜的右侧

8 分离乙状结肠系膜和直肠后腔

切开乙状结肠至直肠系膜右侧的浆膜，从腹下神经前筋膜上切开、游离系膜（图4-21）。

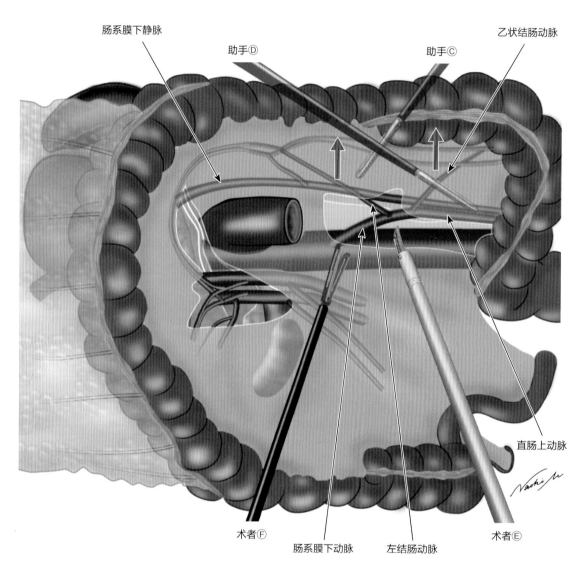

图4-21　分离乙状结肠系膜和直肠后腔

策略的最终目标　进行"安全，重复性高，不引起脏器损伤等术中并发症"横结肠系膜和左半结肠系膜的全结肠系膜切除术和中央血管结扎术。

策略的手段　游离左半结肠系膜（残留脾曲）和切断血管及清扫淋巴结。

实践的目的和手段　目的：行左半结肠系膜内侧手术入路。手段：内侧手术入路。

分离乙状结肠系膜和直肠后腔

解剖学因素

● 由于乙状结肠癌、直肠癌是常规手术，没有特别的操作。确认左侧输尿管和性腺动静脉。

　　解剖可见　解剖清晰

手术操作因素

● 没有特殊操作。

　　操作容易

心理因素

● 和通常手术操作一样，采取与乙状结肠癌和直肠癌内侧手术入路完全相同的入路。

　　安心自信

手术操作　采用与乙状结肠癌–直肠癌内侧手术入路完全相同的操作。

在骶骨岬附近切开乙状结肠–直肠右侧浆膜（图4-22）。

以直肠深筋膜作为标志，保留背侧的腹下神经前筋膜，到达肠系膜下动脉根部，确认左侧的输尿管和性腺动静脉。

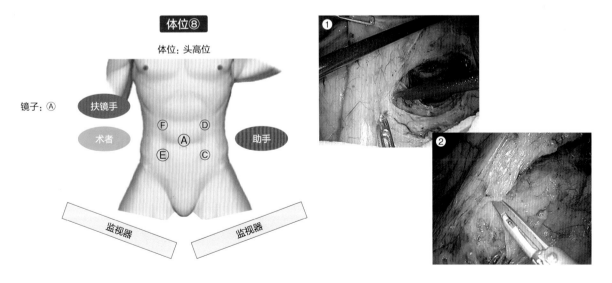

图4-22　在骶骨岬附近切开乙状结肠–直肠右侧浆膜

切开左半结肠系膜前叶的膜

从肠系膜下动脉根部开始紧靠空肠起始部位的左侧横行切开，到达间隙（图4-23）。

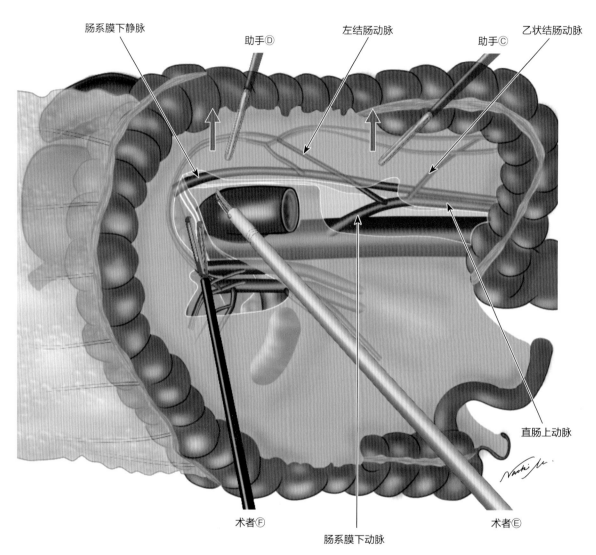

图4-23　切开左半结肠系膜前叶的膜

策略的最终目标	进行"安全，重复性高，不引起脏器损伤等术中并发症"横结肠系膜和左半结肠系膜的全结肠系膜切除术和中央血管结扎术。
策略的手段	游离左半结肠系膜（残留脾曲），切断血管及清扫淋巴结。
实践的目的和手段	目的：左半结肠系膜行内侧手术入路。手段：内侧手术入路。

切开左半结肠系膜前叶到横结肠系膜"窗"

解剖学因素

● 因为已经制作横结肠系膜"窗"，所以通过"窗"可见胰腺下缘，确定左侧结肠系膜的头侧缘。　（守势）（标识）（安心自信）

● 尽管肠系膜下动脉根部的头侧肠系膜下静脉不是淋巴结清扫的区域，仍可根据需要在某个部位切断。　（操作要点）

手术操作因素

● 展开空肠起始部位附近的切断线较为困难。　（操作要点）

心理因素

● 因为已经有横结肠系膜"窗"，可以确认胰腺下缘，有安全感。　（守势）（标识）（安心自信）

手术操作　展开肠系膜，从肠系膜下动脉根部附近到Treitz韧带附近的横结肠系膜"窗"处切断左半结肠系膜前叶（图4-24）。肠系膜下静脉在胰腺下缘，在其附近切断肠系膜下静脉。在靠近空肠起始部位的左侧，横行切断系膜。胰腺下缘横行切断肠系膜下静脉前面的组织。使用拉钩牵拉空肠起始部附近，容易展开肠系膜。

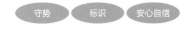
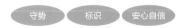
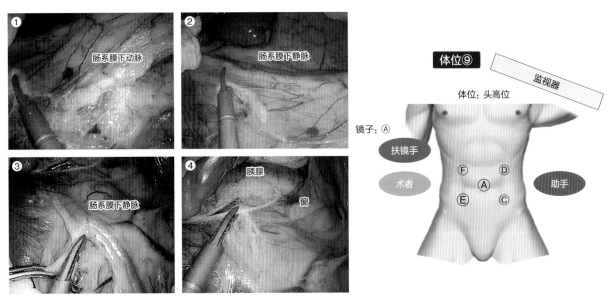

图4-24　展开肠系膜，切断左半结肠系膜前叶

⑩ 切断血管，开始淋巴结清扫和左半结肠系膜的游离

保留肠系膜下动脉至直肠上动脉，切断左结肠动脉（图4-25）。

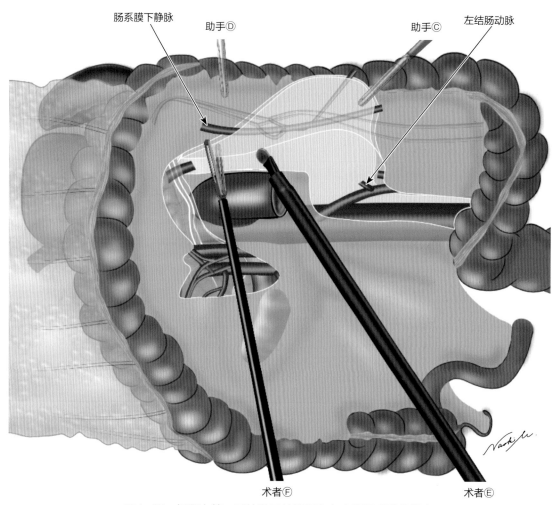

图4-25　切断血管，开始淋巴结清扫和左半结肠系膜的游离

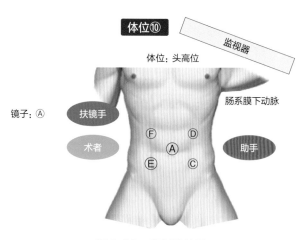

图4-26　穿刺器位置

策略的最终目标　进行"安全，重复性高，不引起脏器损伤等术中并发症"横结肠系膜和左半结肠系膜的全结肠系膜切除术和中央血管结扎术。

策略的手段　游离左半结肠系膜（残留脾曲），切断血管及清扫淋巴结。

实践的目的和手段　目的：行左半结肠系膜内侧手术入路。手段：内侧手术入路。

切开左半结肠系膜前叶到横结肠系膜"窗"

解剖学因素
- 因为残留的肛侧肠管（乙状结肠–直肠）长，所以要保存好动脉血流。　*操作要点*
- 有时也保留肠系膜下静脉作为引流静脉。
- 在肠系膜下动脉根部的头侧左半结肠系膜内脂肪组织变薄。另外，*解剖可见*　*解剖清晰*　*操作要点*
游离融合筋膜比较容易。

手术操作因素
- 需要熟练掌握乙状结肠癌和直肠癌手术中的保留左结肠动脉的手术操作，便于进行　*操作要点*
保留系膜下动脉至直肠上动脉的淋巴结清扫。

心理因素
- 因为已经有横结肠系膜"窗"，可以确认胰腺下缘，有安全感。　*守势*　*标识*　*安心自信*

手术操作　完全剥离肠系膜下动脉至直肠上动脉，切断左结肠动脉（图4-26、图4-27）。

在清扫的尾侧切断末梢侧的肠系膜下静脉。

在靠近胰腺下缘切断中枢侧的肠系膜下静脉。

向头侧、外侧开始游离左半结肠系膜，即分离左半结肠系膜后叶的层次。

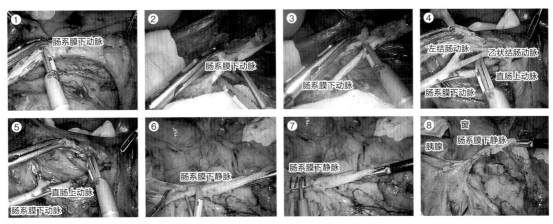

图4-27　完全剥离肠系膜下动脉至直肠上动脉，切断左结肠动脉

11 向头侧、外侧剥离左半结肠系膜①

向头侧、外侧剥离左半结肠系膜（图4-28、图4-29）。

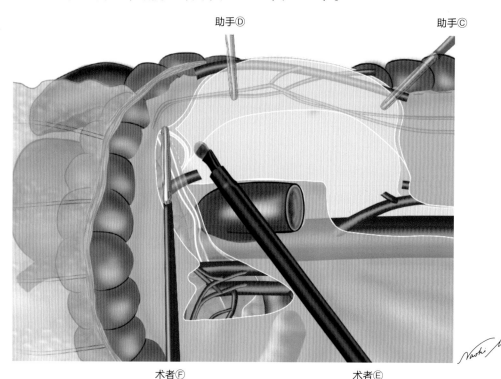

图4-28　向头侧、外侧剥离左半结肠系膜①（1）

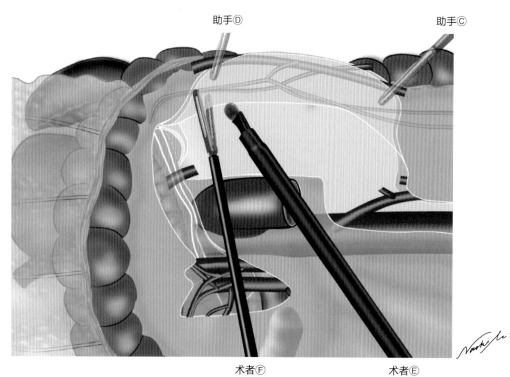

图4-29　向头侧、外侧剥离左半结肠系膜①（2）

策略的最终目标	进行"安全，重复性高，不引起脏器损伤等术中并发症"横结肠系膜和左半结肠系膜的全结肠系膜切除术和中央血管结扎术。
策略的手段	游离左半结肠系膜（残留脾曲），切断血管及清扫淋巴结。
实践的目的和手段	目的：行左半结肠系膜的内侧手术入路。手段：内侧手术入路。

向头侧、外侧剥离左半结肠系膜①

解剖学因素

● 已经从横结肠系膜"窗"看见胰腺下缘。

● 因为可以确认头侧缘，所以不必向胰腺背侧分离（预防胰腺损伤）。

解剖可见　解剖清晰
守势　标识　准备操作

手术操作因素

● 助手Ⓒ、助手Ⓓ张开左结肠系膜，向头侧、外侧展开。

操作要点　操作容易

心理因素

● 因为已经有横结肠系膜上"窗"，所以可以确认胰腺下缘，有安全感。

守势　标识　安心自信

手术操作 在胰腺下缘向头侧、外侧剥离左半结肠系膜（图4-30）。

如果从"窗"可以观察到胰腺下缘，可有一定的安全感。

体位⑪

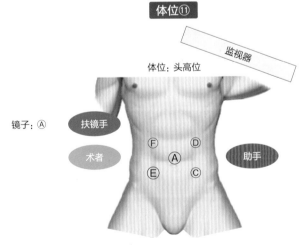

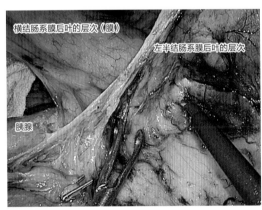

图4-30　在胰腺下缘向头侧、外侧剥离左半结肠系膜

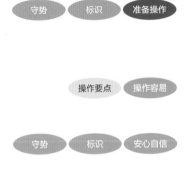

91

12 向头侧、外侧剥离左半结肠系膜②

助手Ⓓ把横结肠系膜向头侧、助手Ⓒ把左半结肠系膜向外侧大范围展开（见图4-31至图4-33）。

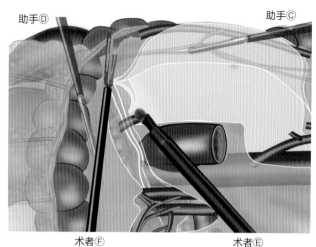

图4-31 向头侧、外侧剥离左半结肠系膜②（1）

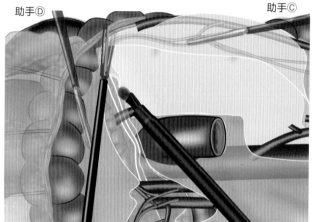

图4-32 向头侧、外侧剥离左半结肠系膜②（2）

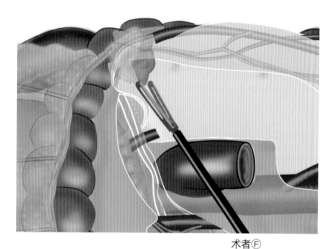

图4-33 向头侧、外侧剥离左半结肠系膜②（3）

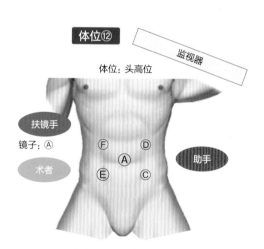

图4-34 穿刺器位置

策略的最终目标　进行"安全，重复性高，不引起脏器损伤等术中并发症"横结肠系膜和左半结肠系膜的全结肠系膜切除术和中央血管结扎术。

策略的手段　游离左半结肠系膜（残留脾曲），切断血管及清扫淋巴结。

实践的目的和手段　目的：行左半结肠系膜的内侧手术入路。手段：内侧手术入路。

向头侧，外侧游离左半结肠系膜②

解剖学因素

● 已经从横结肠系膜"窗"看到胰腺下缘。

● 胰腺下缘可认为是横结肠系膜后叶的层次和左半结肠系膜后叶的层次
的融合。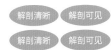

● 网膜囊后壁向脾曲部位有不规则融合，不要积极
处理，先进行容易的操作，即分离融合筋膜后侧。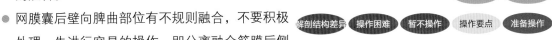

手术操作因素

● 助手Ⓓ把横结肠系膜向头侧、腹侧展开，助手Ⓒ把左半结肠系膜向头侧、外侧展
开，胰腺下缘可以上下切开。

心理因素

● 从"窗"看到胰腺的同时，可以向脾曲部位游离结肠系膜。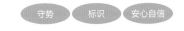

手术操作　助手Ⓒ、助手Ⓓ上下切开，观察胰腺下缘的同时，在胰腺下缘切断横结肠系膜后叶的层次和左半结肠系膜后叶的层次（图4-34、图4-35）。

从胰腺下缘切断系膜，进一步向脾曲方向游离结肠系膜，并且在胰腺下缘切断。

游离后，脾曲附近的左半结肠系膜后面留置一块纱布作为标志。

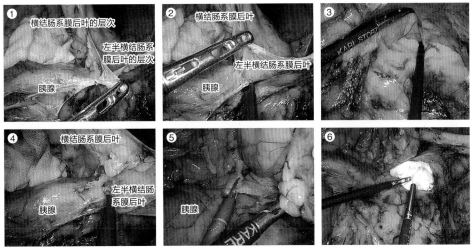

图4-35　切断横结肠系膜后叶的层次和左半结肠系膜后叶的层次

13 游离降结肠

游离降结肠（图4-36）。

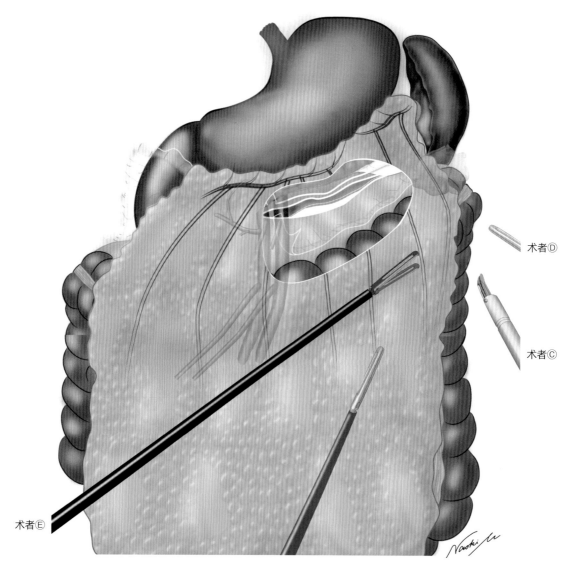

术者Ⓓ

术者Ⓒ

术者Ⓔ

图4-36　游离降结肠

策略的最终目标 进行"安全，重复性高，不引起脏器损伤等术中并发症"横结肠系膜和左半结肠系膜的全结肠系膜切除术和中央血管结扎术。

策略的手段 游离左半结肠系膜（残留脾曲），切断血管及清扫淋巴结。

实践的目的和手段 目的：行左半结肠系膜的内侧手术入路。手段：外侧手术入路。

游离降结肠

解剖学因素

● 从降结肠的尾侧观察到，在脾曲部位有大网膜与脾脏、膈肌不规则粘连。尤其肥胖 病例更为复杂。

● 很多病例中，大网膜往往越过脾脏下极，与膈肌广泛粘连。

● 不要勉强接近脾曲部位（这里只要求从白线开始分离降结肠）。

● 脾曲部位附近的后面纱布可指示胰腺下缘的位置，所以分离至纱布部位就可以了，没有必要进行超过以上范围的分离，即使头侧大网膜有广泛的粘连。

手术操作因素

● 与乙状结肠癌和直肠癌外侧手术入路（游离）相同。

● 术者Ⓔ进行脾曲部位的手术入路远，可以变更右手到术者Ⓒ。

心理因素

● 已经充分游离降结肠系膜后叶的层次，即使不靠近脾曲    部位也可以。只要切断白线就可以了，没有紧张感。

手术操作 和乙状结肠癌和直肠癌外侧手术入路相同（图4-37）。

切断白线到脾曲附近的左半结肠系膜后面纱布的部位，不要勉强靠近脾曲部位。

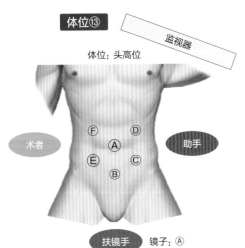

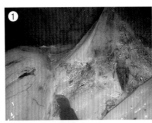

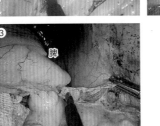

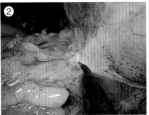

图4-37 切断白线到脾曲附近的左半结肠系膜后面纱布的部位

14 完成脾曲部位的游离①

完成脾曲部位的游离（图4-38）。

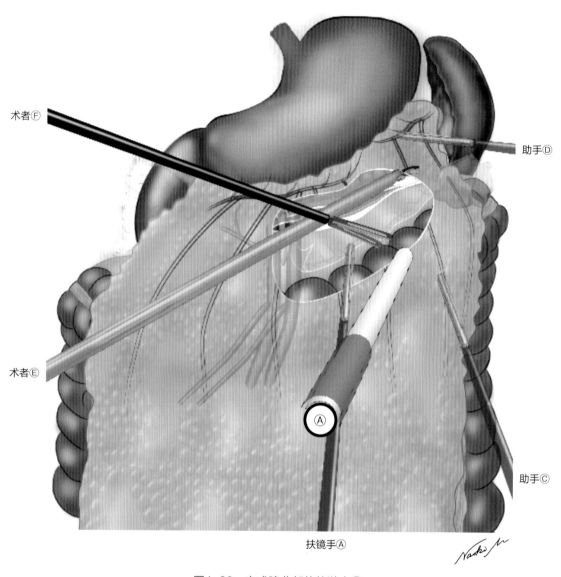

图4-38　完成脾曲部位的游离①

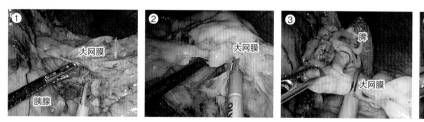

图4-39　基本上切断脾曲附近的结肠周围组织

策略的最终目标　进行"安全，重复性高，不引起脏器损伤等术中并发症"横结肠系膜和左半结肠系膜的全结肠系膜切除术和中央血管结扎术。

策略的手段　切断脾曲周围。

实践的目的和手段　包抄残留的脾曲部位。

游离脾曲部位

解剖学因素
- 基本完全游离了大部分结肠（结肠系膜）。 〔守势〕
  - 从胰腺下缘切断横结肠系膜。 〔守势〕
  - 从融合筋膜上游离左侧结肠系膜。 〔守势〕
  - 切断白线，游离降结肠。
- 脾脏下极附近的残留结构：一部分大网膜、网膜囊后壁一部分、脾结肠韧带、膈结肠韧带、粘连组织。 〔解剖清晰〕〔解剖可见〕〔安心自信〕
- 几乎完全游离了结肠，向上腹侧抬起应该切除的组织，保持术野良好。 〔解剖清晰〕〔解剖可见〕〔安心自信〕

手术操作因素
- 展开大网膜。助手Ⓓ向头侧腹侧、助手Ⓒ向尾侧背侧展开大网膜。 〔操作要点〕
- 展开横结肠系膜。扶镜手Ⓑ向尾侧牵拉横结肠系膜。 〔操作要点〕
- 通过以上展开操作，从背侧展开应该切除的组织（有纵深感）。 〔解剖清晰〕

心理因素
- 仅残留最难处理的部位，可以在良好的术野下完成。
- 可以不用担心周围脏器的处理 〔守势〕〔标识〕〔安心自信〕〔操作要点〕〔准备操作〕

手术操作　良好的术野完成。

基本上切断脾曲附近的结肠周围组织（图4-39、图4-40）。首先向脾曲部位切断残留的大网膜，再切断其后面残留的网膜囊后壁（不仅限于可以识别），最后切断脾结肠韧带、膈结肠韧带。

不需要靠近脾脏，从后侧上抬脾曲部位，可以处理大网膜和周围的粘连。

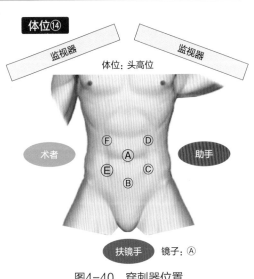

图4-40　穿刺器位置

15 完成脾曲部位的游离②

继续完成脾曲部位的游离（图4-41、图4-42）。

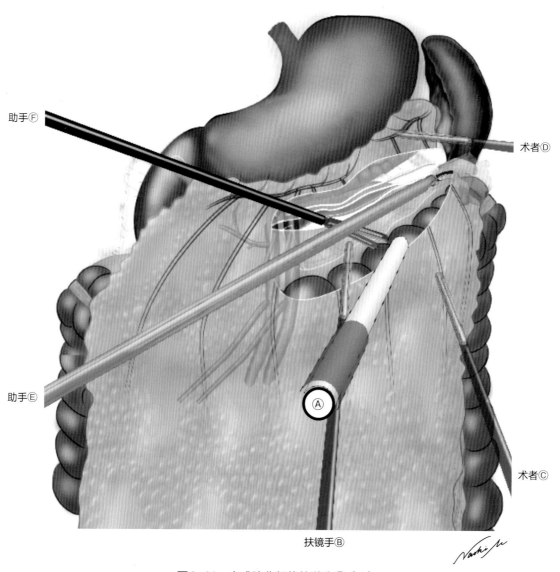

图4-41　完成脾曲部位的游离②（1）

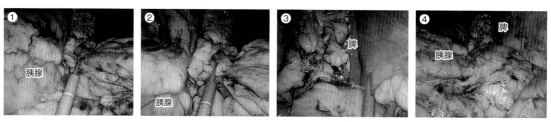

图4-42　完成脾曲部位的游离②（2）

◇ 开腹和吻合操作

● 以脐部为中心进行3～8cm的纵行切开，与穿刺孔Ⓐ的切口相连续，沿着腹白线开腹。开腹后立即用PDS-Ⅱ缝合切开的腹直肌上缘和下缘作为固定。
● 安装创口撑开器（Alexis M型号）。
● 用切割闭合器切断口侧、肛侧肠管的同时，处理肠系膜。
● 进行功能性端-端吻合，不能进行端-端吻合的病例，腹腔内切断肛侧肠管，使用DST（Double Stapling technique）技术进行吻合。

◇ 完成关腹

● 充分冲洗腹腔，确认没有出血、异物等。
● 用先前的PDS-Ⅱ连续缝合，关闭腹壁。
● 再次气腹，确认无再出血和异物等。
● 确认肠管没有扭转。
● 通过Ⓒ在吻合口附近放置6mm引流管。DST病例经肛门插入减压管。
● 腹部2层缝合关闭，结束手术。

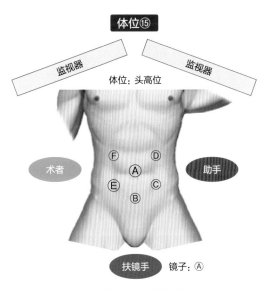

图4-43　穿刺器的位置